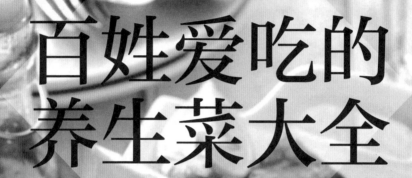

百姓爱吃的
养生菜大全

邱克洪　主编

U0385981

 黑龙江科学技术出版社
HEILONGJIANG SCIENCE AND TECHNOLOGY PRESS

图书在版编目（ＣＩＰ）数据

百姓爱吃的养生菜大全 / 邱克洪主编. —— 哈尔滨：
黑龙江科学技术出版社, 2022.5
ISBN 978-7-5719-1159-1

I.①百… II.①邱… III.①食物养生 – 菜谱 IV.
①R247.1②TS972.161

中国版本图书馆CIP数据核字(2021)第266319号

百姓爱吃的养生菜大全
BAIXING AI CHI DE YANGSHENGCAI DAQUAN

作　　者　邱克洪
责任编辑　王化丽
封面设计　 深圳·弘艺文化　HONGYI CULTURE
出　　版　黑龙江科学技术出版社
地　　址　哈尔滨市南岗区公安街70-2号
邮　　编　150001
电　　话　（0451）53642106
传　　真　（0451）53642143
网　　址　www.lkcbs.cn
发　　行　全国新华书店
印　　刷　哈尔滨市石桥印务有限公司
开　　本　787 mm×1092 mm　1/16
印　　张　13
字　　数　200千字
版　　次　2022年5月第1版
印　　次　2022年5月第1次印刷
书　　号　ISBN 978-7-5719-1159-1
定　　价　39.80元

目录 CONTENTS

PART 1

健康饮食小常识

PART 2

调养身体，先养五脏

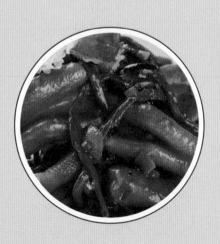

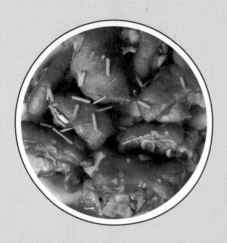

PART 3

顺时养生，四季饮食调理

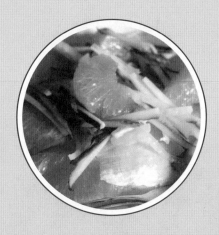

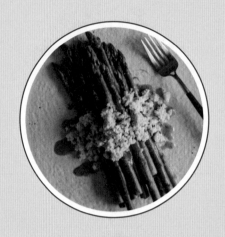

PART 4

日常养生，拥有健康体魄

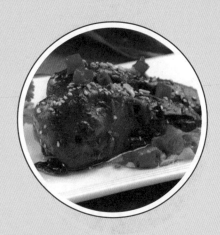

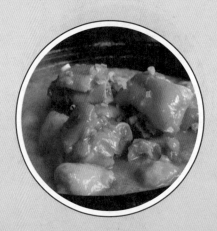

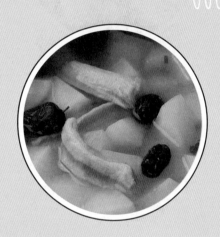

PART 5

对症养生，吃出好身体

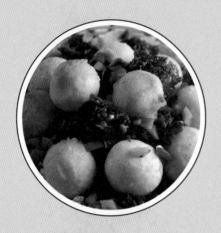

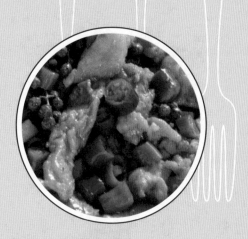

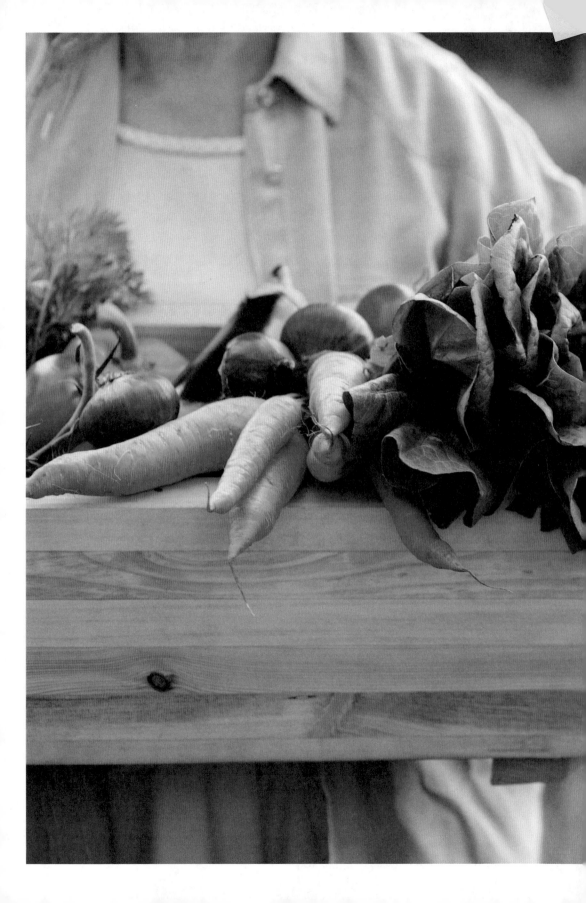

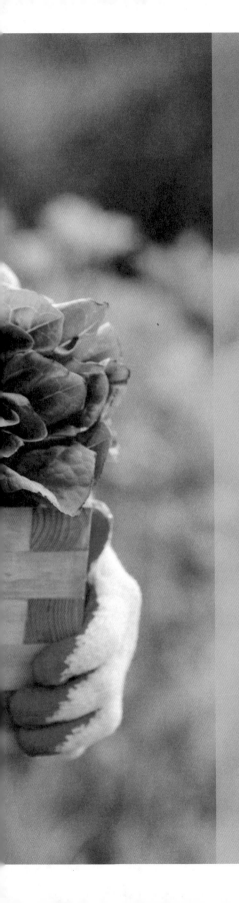

PART 1

健康饮食
小常识

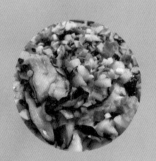

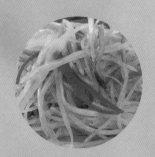

人体必不可少的营养物质

　　蛋白质、脂肪、糖类、维生素、矿物质和水是人体必需的六大营养物质，是人体维持正常生命活动的基础。在日常生活中，我们从食物中摄取足够的营养物质为人体提供能量。了解各营养物质的具体功能及食物来源，是维持身体健康的有效途径。

一、蛋白质

　　蛋白质是生命的物质基础，人体的大脑、神经、肌肉、内脏、血液、皮肤乃至指甲、头发等都是以蛋白质为主要成分构成的。蛋白质是人体组织更新和修补的主要原料。在人的生长发育过程中，随着新陈代谢的不断进行，部分蛋白质被分解，组织衰老更新以及损伤后的组织弥补等都需要不断补充蛋白质。因此，人每天都要补充一定量的蛋白质，以满足身体的正常需要。另外，人体内的化学变化几乎都是

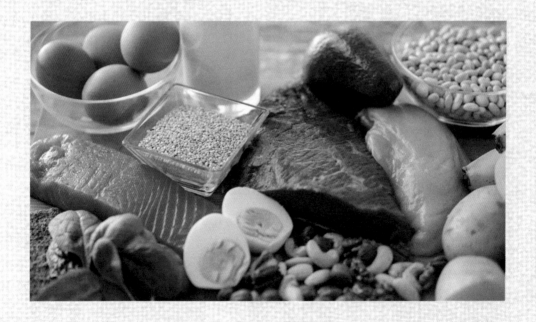

在酶的催化下不断进行的，激素则对代谢的调节起着重要作用，而酶和激素都直接或间接来自蛋白质。蛋白质在人体内还发挥着防御功能和运动功能。人体抵抗力的强弱取决于人体中抵抗疾病的抗体的多少，抗体的生成与蛋白质有密切关系。

蛋白质有优质和非优质之分。优质蛋白质主要来源于肉类、奶制品、蛋类、禽类、鱼类、豆制品和坚果。这些食物所含的氨基酸比例与人体本身的蛋白质相似，因此被称为优质蛋白。粮食、蔬菜、水果等食物中也含有蛋白质，但其构成成分多为非必需氨基酸，与优质蛋白相比，质量比较差，所以被称为非优质蛋白。

青少年体内缺乏蛋白质会引起水肿和消瘦两种营养不良症状，而成人则会出现抵抗力下降、水肿、伤口久不愈合等严重后果。需要注意的是，人体摄取的蛋白质过多，不仅对健康无益，而且还会加重肾脏的负担。而摄入过多动物性蛋白会造成含硫氨基酸摄入过多，加速骨骼中钙质的流失，导致骨质疏松症。

二、脂肪

许多人认为脂肪会导致人体发胖，引起多种疾病，因此在饮食中很少摄入脂肪。其实这种观点不正确，脂肪也是人体不可缺少的营养物质。

脂肪是组成人体组织和器官的重要成分，是人体热量的来源。脂肪被人体吸收后供给的热量是等量蛋白质或糖类能量的 2 倍，是人体内能量供应的重要储备形式。脂肪还有利于脂溶性维生素的吸收，维持人体正常的生理功能。作为热的不良导体，体表脂肪能防止体热散失，还能阻止外热传到体内，有助于维持体温恒定，支持、保护体内各种脏器以及关节等不受损伤。

脂肪的食物来源可分为可见食物来源和不可见食物来源两种。脂肪的可见食物来源主要有动物油、花生油、豆油、橄榄油及动物外皮（如鸡皮、鸭皮、鹅皮）等。脂肪的不可见食物来源不容易被人们注意，主要有瘦肉类、蛋类、奶制品、动物内脏、豆制品、坚果（如花生、瓜子、核桃、杏仁、开心果、松子）等，谷类、蔬菜、水果中也含有微量的脂肪。

如果人体内出现脂肪失衡，人就会生病。如果摄入的脂肪太少，就会发生营养不良、生长迟缓和各种脂溶性维生素缺乏症，特别是危及皮肤健康的维生素A缺乏症。如果摄入过多脂肪，易患肥胖症，诱发心脏病等心血管疾病，引起骨质疏松症。

三、糖类

糖类又被称为碳水化合物，是人体维持生命活动所需能量的主要来源，也是构成人体组织不可缺少的主要成分，并参与人体的新陈代谢。糖类在细胞内可转化为其他物质，如脂肪、胆固醇等。糖类可在细胞内转变成糖原存起来，其中以肝脏和肌肉为主，储存的糖原又可分解成葡萄糖进入血液，以供给组织细胞利用。糖类还具有保肝解毒和对抗产生酮体的作用。

糖类的食物来源主要有青稞、燕麦、荞麦、水稻、大麦、小麦、玉米、高粱、水果（如甘蔗、甜瓜、西瓜、香蕉、葡萄等）、坚果及蔬菜（如胡萝卜、红薯等）等。

如果人体缺乏糖类，就会导致全身无力、疲乏，血糖含量降低，出现头晕、心悸、脑功能障碍等，严重者会导致低血糖昏迷。如果人体摄入过多的糖类，就会转化成脂肪贮存于体内，使人过于肥胖而导致各类疾病，如高脂血症、糖尿病等。

膳食纤维是不易被消化的食物营养素，主要来自植物的细胞壁，包含纤维素、半纤维素、树脂、果胶及木质素等。膳食纤维是人们健康饮食中不可缺少的，在保持消化系统的健康上扮演着重要的角色。膳食纤维有增加肠道蠕动、增强食欲、减少有害物质对肠道壁的侵害、促使排便通畅、减少便秘及其他肠道疾病的发生的作用。同时膳食纤维还能降低胆固醇，以减少心血管疾病的发生，阻碍糖类被快速吸收以减缓血糖快速上升。因此，摄取足够的膳食纤维也可以预防心血管疾病、癌症、糖尿病及其他疾病。

膳食纤维的食物来源有糙米、玉米、小米、大麦等杂粮。此外，根菜类和海藻类食物中膳食纤维含量较多，如牛蒡、胡萝卜、薯类和裙带菜等。

四、矿物质

矿物质是人体必不可少的又一类营养素，它包括人体所需的各种元素，如钙、磷、铁、锌、铜等。矿物质是构成人体组织的重要原料，可调节人体的肌肉收缩、神经反应等。矿物质中的钾、钠、镁是体液中主要的阳离子，它们可调节体内的水分，起到稳定人体内环境、平衡电解质阴阳离子的作用。

矿物质中的钙与磷主要存在于人体内的骨骼、牙齿、血清中，人体一旦缺钙就会发生佝偻病、软骨病、骨质疏松症，还易发生高血压、糖尿病。磷不仅是骨骼中的重要元素，还是核酸、磷脂的组成部分。另一些微量元素，如铁、氟、硒、锌、铜、钴、钼、铬、锰、碘等也是人体所必需的，一旦缺乏则会影响人的生长、发育、生殖和寿命。人体如果缺铁可引起缺铁性贫血，缺铜会引起心脏病，缺碘可能会引起单纯性甲状腺肿；缺氟则可能影响牙的生长，易患龋牙，氟过多则易引起氟中毒和氟斑牙。身体的一切器官都含锌，生长发育不能缺锌；而硒具有抗氧化、抗衰老、促进生长、解毒、抗肿瘤等作用。

钙的食物来源很丰富，乳制品（如牛奶、奶粉、乳酪、酸奶）、豆类与豆制品、海产品（如虾、虾米等）、肉类与禽蛋（如羊肉、猪肉、鸡蛋等）、水果与干果（如苹果、黑枣、杏仁、胡桃、南瓜子、花生、莲子等）均富含钙。富含铁元素的食物有动物肝、动物肾、瘦肉、蛋黄、鸡、鱼、虾、豆类、菠菜、芹菜、油菜、苋菜、荠菜、黄花菜、西红柿、杏、桃、李、葡萄干、红枣、樱桃、核桃仁等。含锌较多的食物有牡蛎、瘦肉、西蓝花、禽蛋、粗粮、核桃仁、花生、西瓜子、板栗、干贝、榛子、松子、腰果、黄豆、银耳、小米、海带、白菜等。

五、维生素

维生素是人和动物为维持正常的生理功能而必须从食物中获得的一类微量有机物质。维生素既不参与构成人体细胞，也不为人体提供能量，但它在人体生长、代谢和发育过程中发挥着重要的、不可或缺的作用。人体一共需要 13 种必要维生素，如维生素A、B族维生素、维生素C、维生素D、维生素E、芦丁等。

种类	功能	主要食物来源
维生素A	具有维持人的正常视力、维护上皮组织细胞的健康和促进免疫球蛋白合成的功能，还对预防心血管疾病和肿瘤以及延缓衰老等有重要意义	鱼肝油、牛奶、蜂蜜、木瓜、香蕉、胡萝卜、西蓝花、禽蛋、白菜、西红柿、南瓜、绿豆、芹菜、菠菜等
维生素B_1	又称硫胺素或抗神经炎素，具有调节神经系统生理活动的作用。中老年人需要充足的维生素B_1来维持良好的食欲与肠道的正常蠕动以及促进消化	谷类、豆类、干果类、硬壳果类，谷类的表皮部分含量较高，所以谷类加工时碾磨精度不宜过细。蛋类及绿叶蔬菜中维生素B_1的含量也较丰富
维生素B_2	又叫核黄素，在糖类、蛋白质和脂肪的代谢中起重要作用，可促进生长发育，维护皮肤和细胞膜的完整性，还能保护皮肤毛囊黏膜及皮脂腺，消除口舌炎症，增进视力，减轻眼睛疲劳	奶类、蛋类、鱼肉、肉类、谷类、新鲜蔬菜与水果等
维生素B_{12}	有预防贫血和维护神经系统健康的作用，还可有效预防阿尔茨海默病、抑郁症等疾病，对保持身体健康起着非常重要的作用	动物内脏、鱼类、禽类、贝壳类软体动物、蛋类、奶及奶制品。各类发酵食物中也含有少量维生素B_{12}
维生素C	维生素C以胆固醇为原料，形成胆酸，促进胶原的形成，是肌肉、骨骼、皮肤、血管和细胞间质构成的成分，可维持体内结缔组织、骨骼和牙齿的生长，促进伤口愈合，提高身体免疫力	柑橘、草莓、猕猴桃、枣、西红柿、白菜、青椒等。蔬菜中有光合作用的叶部维生素C含量最高
维生素D	维生素D是钙磷代谢的重要调节因子之一，可以提高人体对钙、磷的吸收，促进生长和骨骼钙化，维持血液中柠檬酸盐的正常水平	维生素D的来源较少，主要有鱼肝油、沙丁鱼、小鱼干、动物肝脏和蛋类，其中，鱼肝油是最丰富的来源。另外，晒太阳时，体内可自行合成部分维生素D

种类	功能	主要食物来源
芦丁	能防止维生素C被氧化而受到破坏，可以增强维生素C的效果	人体无法自行合成芦丁，必须从食物中摄取，柑橘类水果、杏、枣、樱桃、茄子、荞麦等都含有芦丁

六、水

没有食物，我们可以存活几周，但是没有水，我们几天后就会脱水而死。水是人体中含量最多的成分，人体大约由 25% 的固体物质和 75% 的水组成，脑组织大约含有 85% 的水，血液大约含有 90% 的水。同时，水也是消化食物、传送养分至各个组织、排泄人体废物、体液（如血液和淋巴液）循环、润滑关节和各内脏器官（以保持它们湿润，使得物质能够通过细胞和血管）及调节体温所必需的。水是含有溶解性矿物质的血液系统的一部分，它如同溶解态的钙、镁一样，为人体组织维持健康所需。

当人体内水分充足时，血液、关节、消化系统等都能正常、有效地工作。但是，当水的消耗受到限制时，身体就会侵害一些部位以保护不同的组织和器官，这样会导致疼痛、组织损伤及其他各种各样的健康问题。

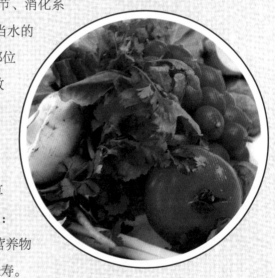

我们的身体每天至少需要 6 杯水，酒、果汁、苏打水、咖啡等不能算作是水。为了保持身体健康，请牢记：水是一种容易被忽略却又必不可少的营养物质，它能使你更健康、更具活力、更长寿。

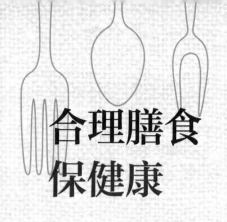

合理膳食
保健康

古语云"民以食为天"，由此可见饮食的重要性。近年来，由于人们的生活水平不断提高，营养缺乏或营养不良问题导致的患病率明显下降，但营养过剩和营养失衡的情况却呈明显上升趋势，暴饮暴食以及不良饮食习惯等已严重威胁到我们的身体健康。因此，只有平衡膳食、合理膳食，才能促进人体的正常生理活动，改善健康状况，从而增强抗病能力，提高免疫力。有益的平衡膳食讲究营养的种类齐全、数量合理，这样才能满足人体所需，达到合理膳食、促进健康的目的。

一、日常饮食要做到

（1）食物品种多样化。一日三餐精心安排，每天所吃的食物品种最好能在15种以上，营养物质的种类尽量齐全。

（2）不能想吃什么就吃什么。如今人们的生活水平提高了，大鱼大肉每餐都能吃上，很容易造成营养失衡，导致体内的能量和胆固醇过剩，特别容易患心脑血管疾病、糖尿病、肥胖症等。其实，人体内更容易缺乏维生素和矿物质。因此，日常饮食中要更注重这些营养物质的补充，对于高能量、高胆固醇的食物应加以控制。

（3）一日三餐摄入量的比例要适当。从摄入热量来说，早餐所需约占30%，午餐约占40%，晚餐约占30%。通俗地讲就是早餐要吃好，午餐要吃饱，晚餐要吃少。不吃早餐或晚餐吃得过饱过好，对健康皆有害无益。

（4）食物必须安全卫生，烹调合理，而且能够引起食欲。选择的粮食、果蔬或鱼肉类，都应质量好，不新鲜或腐败变质的食物容易染上病菌，即使高温烹煮也难以杀灭。在烹调时，还应少加糖和盐。少吃动物脂肪，少吃油炸、煎烤食物。

二、一日三餐要注意

一日三餐究竟选择什么食物，怎么进行调配，采用什么方法来烹调，都是有讲究的，并且因人而异。一般来说，一日三餐的主食和副食应该粗细搭配，动物性食物和植物性食物要有一定的比例，最好每天吃些豆类、薯类和新鲜蔬菜。一日三餐的科学分配是根据每个人的生理状况和工作需要来决定的。三餐的品质各有侧重，早餐注重营养，午餐强调全面，晚餐要求清淡。

营养早餐：早餐可选择的食物有谷物面包、牛奶、酸奶、豆浆、煮鸡蛋、瘦火腿肉或牛肉、鸡肉、鲜榨蔬菜或水果汁，以保证蛋白质及维生素的摄入。

丰盛午餐：午餐要求食物品种齐全，能够提供各种营养素，以缓解工作、学习的压力。建议以五谷为主，搭配大量蔬菜、瓜果，适量肉类、蛋类及鱼类食物。

清淡晚餐：晚餐宜清淡，建议选择脂肪少、易消化的食物，且注意不应吃得过饱。晚餐最好选择面条、粥、鲜玉米、豆类、素馅包子、小菜、水果拼盘等。

三、注重食物搭配

《中国居民膳食指南（2016）》针对 2 岁以上的所有健康人群提出六条核心推荐：食物多样，谷类为主；吃动平衡，健康体重；多吃蔬果、奶类、大豆；适量吃鱼、禽、蛋、瘦肉；少盐少油，控糖限酒；杜绝浪费，兴新食尚。因此，每天的膳食应包括谷薯类、蔬菜水果类、畜禽鱼蛋奶类、大豆坚果类等食物。平均每天摄入 12 种以上食物，每周 25 种以上，具体应做到：

（1）每天摄入谷薯类食物 250～400 克，其中全谷物和杂豆类 50～150 克，薯类 50～100 克。

（2）餐餐有蔬菜，保证每天摄入 300～500 克蔬菜，深色蔬菜应占 1/2。

（3）天天吃水果，保证每天摄入 200～350 克新鲜水果，果汁不能代替鲜果。

（4）吃各种各样的奶制品，相当于每天液态奶 300 克。

（5）每周吃鱼 280～525 克，畜禽肉 280～525 克，蛋类 280～350 克，平均每天摄入总量 120～200 克。

（6）成人每天食盐不超过 6 克，烹调油 25～30 克。

这些健康的饮食习惯得养成

一、按时进餐

我们都知道按时吃饭很重要，但很多人可能不了解不按时吃饭会给人体带来哪些危害。

（1）人经过一夜的睡眠或一天的劳累，肠内食物已消化殆尽，急需补充食物。如果经常吃饭不规律，食量必然大增，造成胃肠道负担过重，导致胃溃疡、胃炎、消化不良等疾病。

（2）会降低大脑功能，影响大脑发育。饥饿时血糖降低，大脑会出现障碍，导致头晕、注意力不集中、记忆力减退、易疲劳，甚至影响大脑功能，致使智力下降。

（3）体内胆固醇增高。经常不按时吃饭的人，比正常饮食者的胆固醇高33%，而所有胆固醇高的儿童，血管中都有脂肪纹，它是动脉粥样硬化的早期迹象。

（4）长期吃饭不规律还容易患胆结石。人在空腹时体内胆汁中胆固醇的浓度特别高。在正常饮食的情况下，胆囊收缩，胆固醇随着胆汁排出。如果经常不吃饭，胆囊不收缩，长此以往就容易患胆结石。

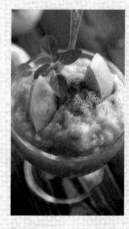
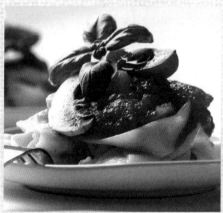
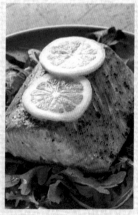

由此可见，经常不按时吃饭会给人体带来很多危害。一般来说，早餐最好在7点左右吃，因为这时经过一夜休整的胃肠道已经完全苏醒，消化系统开始运转，能高效地消化、吸收食物中的营养。午餐应该在12:00～12:30吃，中午12点后是身体能量需求最大的时候。晚饭最好安排在晚上6:00～7:00，吃得太晚，会增加肠胃负担，容易诱发肥胖，还会影响睡眠。为了保证高效的工作和学习状态，可以在上午10:30和下午3:30加餐，吃点水果、坚果，或者喝瓶酸奶都可以。

二、充分咀嚼

如果吃东西狼吞虎咽，没有经过仔细咀嚼的食物到达胃里，就会加重胃的负担。如果胃不能很好地消化食物，势必影响肠的消化和吸收。一般来说，食物在嘴里至少经20次咀嚼，才能开始得到唾液的消化，咀嚼30次则较为理想，能让食物与唾液充分混合。进食时细嚼慢咽对人体的好处很多：

（1）保护肠胃。

细嚼慢咽可以使唾液分泌量增加，唾液是碱性的，咀嚼的时间越长，分泌的唾液就越多，随食物进入胃中的碱性物质也就越多，它们可以中和过多的胃酸，平衡酸碱性，减少胃酸对胃黏膜的自身侵害。唾液中的蛋白质进入胃部以后，还会在胃里发生反应，生成一种蛋白膜，对胃起到一定的保护作用。

（2）有助于食物消化吸收。

通过牙齿的咀嚼，将食物充分地切断、嚼碎，能够使食物与口腔中的唾液进行大面积的接触，进而促进消化和吸收，也可以减轻胃肠负担。

（3）锻炼咀嚼肌，有助于美容。

细嚼慢咽能让咀嚼肌得到充分锻炼，使得面部的形态更饱满健康，有助于美容。此外，细嚼慢咽能使大脑皮质活化，还可以预防大脑的老化与老年痴呆。

（4）有效控制体重。

细嚼慢咽可以避免过量饮食。因为细嚼慢咽能延长用餐时间，人吃到一定量的食物时，会刺激饱腹神经中枢反馈给大脑"我已经饱了"的信号，从而避免过量饮食，达到控制体重的目的。

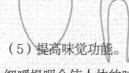

（5）提高味觉功能。

细嚼慢咽会使人体的味觉器官充分发挥作用，充分品尝食物的味道，长期坚持会令味觉更加敏感。

（6）减轻肠胃负担。

狼吞虎咽容易使食物在体内堆积，进而加重肠胃的负担，肠道蠕动的速度也变得更慢。长此以往，会导致肠胃疾病。细嚼慢咽则能够促进消化吸收，不至于积食，堵塞肠道。

（7）使牙齿更坚固。

牙齿是人体最坚硬的器官，能对食物进行初步的加工，便于减轻肠胃负担，促进营养物质的消化吸收。假若不充分利用牙齿的这一功能，久而久之，牙齿就会变得松动，也不发挥其生理功能。

（8）起到杀菌的作用。

细嚼慢咽会使唾液分泌旺盛，能够充分发挥溶菌酶类的杀菌作用，降低患病的风险。

每日三餐，给自己充分的时间与食物接触，慢慢品味食物的味道。细嚼慢咽好处如此之多，减肥的人群、老年人更应该慢慢享用食物。

三、多喝水，少喝刺激性饮料

水是生命之源，人体的许多生理活动都离不开水，如消化、吸收、分泌和排泄等。水不仅是体内营养和代谢产物的溶剂，同时在维持人体的内环境稳定，参与体温的调节，润滑器官、关节及肌肉方面扮演着重要的角色。

（1）每天的饮水量。

如果一杯水为250毫升左右，那每天饮用8杯水就基本能保障体内水量的动态平衡。当然，一个人每天的饮水量，应视气候、温度、身体状况和工作条件而调整。若摄入食盐过多、天气酷热或出现发热症状时，人体对水分的需求量也会增大。

日常应养成主动喝水的习惯，如果等到口渴的时候再补充，此时身体已经处在缺水状态，长期如此对健康不利。另外，不要喝冰水，冰水会让身体变冷，不利于血液循环，常温水是不错的选择。

（2）少喝刺激性饮料。

咖啡：随着中西方饮食文化的碰撞融合，咖啡已成为大众喜爱的一种饮品。咖啡的确可以消除疲劳、促进新陈代谢，适量饮用能使人具有更佳的体质与精神面貌。但请不要忽视咖啡中含有的大量咖啡因。咖啡因具有振奋精神的作用，如果你有失眠的症状，并且有晚上喝咖啡的习惯，请尽快改掉，因为这样只会导致睡眠质量继续下降。另外，不只是咖啡，红茶和绿茶中同样含有咖啡因，所以也要注意。

冰冷饮料：喝冰冷饮料是夏天的重头戏，大口喝下去感觉整个人都神清气爽。然而这只是你的错觉，当人体喝下大量冰冷饮料，胃肠道血管遇冷就会立即收缩，血液循环不畅会造成肠胃功能失调，甚至会引发胃痉挛、胃炎、胃痛等病症。

碳酸饮料：碳酸饮料的甜香主要来自甜味剂，含糖量多，长期饮用非常容易引起肥胖。碳酸饮料中含磷酸盐，它被认为是阻碍骨质吸收、引发骨质疏松、影响骨骼生长的因素。另外，碳酸饮料还会腐蚀牙齿，有可能导致蛀牙。

四、坚持吃早餐

我们需要每天吃三餐来保证身体所需的能量。所谓一日之计在于晨，早餐的重要性是毋庸置疑的。然而，由于工作忙碌或是不重视，很多人的早餐都是草草了事，甚至索性不吃，这自然对身体不利。坚持每天吃早餐好处多多。

（1）远离肠胃病。

晚上吃的食物，经过一夜的消化已经被吸收得差不多，早上胃部已经没有任何食物，胃酸没有食物可以消化，就会刺激胃黏膜，时间长了就会引起胃溃疡、胃炎。所以，通过早餐尽快补充食物，能让胃部得到充盈，避免这些肠胃病。

（2）保持身材。

不要以为不吃早餐就能减肥，长期不吃早餐可能会让你变得更胖。相反，合理进食早餐，反而能控制午餐的饭量，从而帮助我们保持身材。特别是在早餐当中多吃一些谷类食品，不但可以促进消化，而且所含热量不多，既有利于身体健康，还能保持身材苗条。

（3）降低患胆结石的风险。

有研究表明，人在早晨空腹时，体内胆汁中胆固醇的饱和度特别高，如果能养成坚持吃早餐的习惯，可以帮助排出胆囊里的胆汁，避免胆汁中的胆固醇析出而产生结石。

（4）让工作更有精神。

不吃早餐难免会出现因为低血糖而导致注意力不能集中、精神不振、反应迟钝等问题，工作效率也会大幅度下降。而吃了早餐，则可让人一上午都有满满的动力。

（5）预防便秘。

长期不吃早餐会给消化系统带来不良影响，并削弱正常的胃结肠反射作用，久而久之可能会导致便秘。相对而言，坚持吃早餐则可避免这一引发便秘的诱因。

五、睡前不饱食

现代人整天忙忙碌碌，为了赶时间，早餐和午餐随便应付了事，晚餐却逐渐被当成正餐，吃得十分丰盛，有些人甚至吃完晚饭会再来一顿夜宵。其实，这种生活习惯对身体十分不利。民谚道"晚餐少一口，活到九十九"是有一定道理的。因为晚上缺少活动机会，晚饭吃得太饱会加重消化系统负担，脾胃得不到休息，食物得不到充分消化，容易引发各种各样的疾病。

（1）易导致肥胖。

据统计，大多数肥胖者缘于晚餐吃得太好、吃得太多，加之晚上活动量小，能量消耗低，多余的热量在胰岛素的作用下大量合成脂肪，日积月累，肥胖也就形成了。

（2）易患老年痴呆症。

若长期晚餐吃得太饱，睡眠时胃肠及附近的肝、胆、胰脏等器官仍在运作中，大脑得不到休息，脑部的血液供应也不足，进而影响脑细胞的正常代谢，加速脑细胞老化。

（3）易患胃病。

人的胃黏膜非常娇嫩，白天胃黏膜必须不停地完成消化任务，而胃黏膜的更新任务是在夜间休息状态下进行的。晚餐吃得太晚太饱的人，胃得不到休息，加上老化了的黏膜得不到及时更新，久而久之就会患上胃病。

（4）易诱发肠癌。

晚餐吃得太晚太饱，食物来不及完全消化，残余的蛋白质在肠道细菌的作用下会产生有毒物质，又由于睡眠时肠道的蠕动很慢，使这些毒素在肠道内停留时间延长，长此以往，可诱发慢性肠炎及肠癌。

（5）加速血管老化，诱发冠心病。

晚饭吃得太饱，肝脏会将多余的热能转变成胆固醇，致使血液中胆固醇水平增高，并逐渐堆积在血管壁上，造成动脉硬化，到达一定程度，就会发展成冠心病。同时，血液集中于胃肠道帮助消化吸收而使心脏供血相对不足，易导致心绞痛发作。

六、告别垃圾食品

垃圾食品是指仅仅提供一些热量，而没有其他营养物质的食品，或是提供超过人体需要而变成多余成分的食品。垃圾食品给人们的健康带来很大的危害：

（1）营养质量差。垃圾食品几乎不含钙、钾、维生素等有利于身体健康的营养物质，长期食用会导致营养缺乏，不利于健康。

（2）容易导致肥胖。垃圾食品所含的营养物质较少，但大部分垃圾食品属高脂肪、高糖食物，并含有大量淀粉，而且添加了不少食品添加剂，一旦多吃，多余的能量在人体内储存并转化为脂肪，这样就容易导致肥胖。

（3）不利于预防慢性病。吃大量糖和精制淀粉，血糖上升很快，不利于预防糖尿病。吃过多的油炸食品，容易发生血脂异常。另外，油、糖和精制淀粉都容易引发肥胖，而肥胖是引发各种慢性病的重要因素之一。

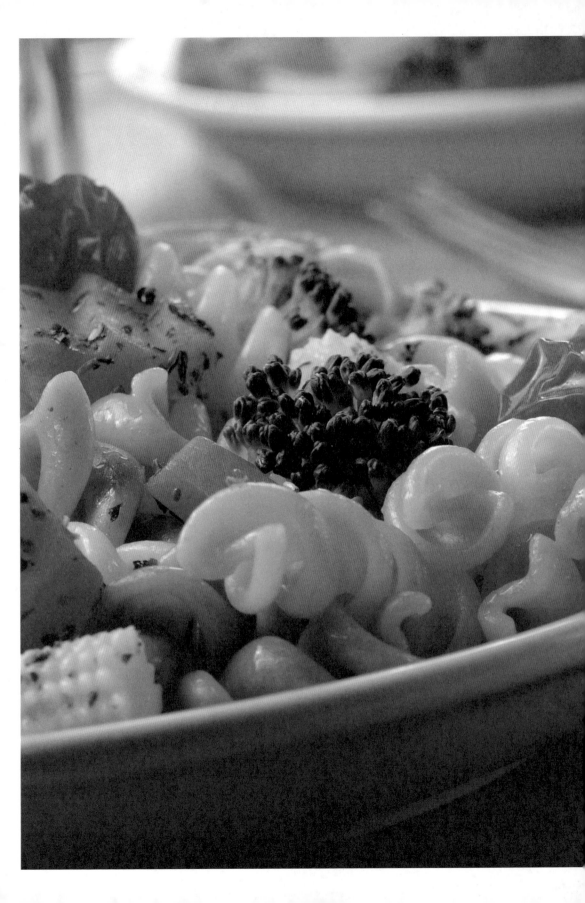

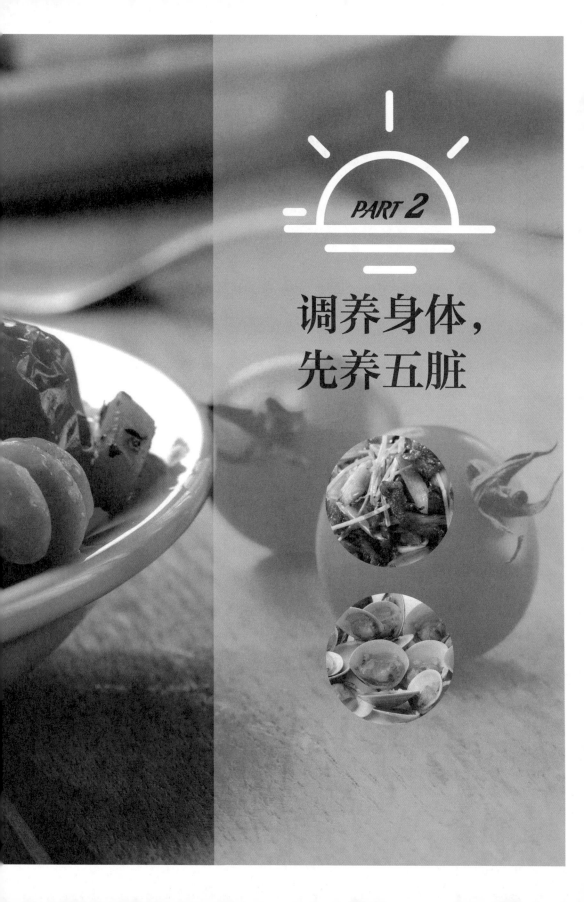

PART *2*

调养身体，
先养五脏

心脏调养

心脏是血液循环的动力源泉，也是生命活动依存的中心，而各种心脏疾病已成为人类最大的杀手之一，所以在日常饮食中要注意养心护心。

心脏的作用是推动血液流动，向各组织器官提供充足的血液，以供应氧和各种营养物质，并带走代谢的最终产物，使细胞维持正常的代谢和其他功能。如果心脏供血不足，会导致人体气血不足，容易产生头晕、心悸、疼痛等症状，从而加速人体衰老。所以，日常的饮食营养供给十分重要。营养专家建议，用饮食调护心脏，应养成多吃植物性食物、少吃动物性食物的饮食习惯，做到少盐、低热量、低脂肪、低胆固醇，多吃富含维生素、蛋白质和膳食纤维的食物。

1. 控制食盐量

钠摄入过多，能增加血管对各种升高血压物质的敏感性，引起细小动脉痉挛，使血压升高。钠还有很强的吸收水分的作用，摄入的盐过多，可使血容量增加，从而直接增加心脏负担。

2. 选择全谷食物

全谷食物含有丰富的膳食纤维和多种营养物质，不但可以防止身体吸收胆固醇，还可以降低三酰甘油，有助于调节血压及保持心脏健康。全谷食物包括全麦面粉、燕麦、糙米、大麦、玉米、荞麦和小米等。

3. 多吃新鲜蔬果

新鲜蔬果富含B族维生素、维生素C、维生素E等多种维生素，还含有微量元素和膳食纤维，且热量较低，有助于降血压，保护心血管。茼蒿、荠菜、西蓝花、白菜、菠菜、西红柿、芹菜、韭菜、竹笋、苹果、香蕉、葡萄、猕猴桃、草莓、新鲜大枣等都是不错的选择。

4. 多补充豆类蛋白质

豆类不但富含膳食纤维，还是钙的重要来源，尤其是黄豆，不仅富含蛋白质，还可有效控制胆固醇含量。另外，小豆和绿豆也是不错的选择。

5. 多吃红色食物

中医认为，红色食物有活血化瘀的功能，也就是说有补心的作用，可以清除血管内的瘀血，防止动脉硬化发生。红色食物有西红柿、胡萝卜、红辣椒、山楂、枸杞、草莓、樱桃、石榴、红枣、葡萄、苹果、西瓜、红薯、小豆等。

6. 将含脂肪多的肉类换成鱼类

红肉和加工处理过的肉类含有较多的饱和脂肪酸和盐分，这两者都会增加心脏的负担。为了减少饱和脂肪酸的摄入量，应少吃牛排等红肉，或者以鸡肉或鱼肉取代红肉，从而更有助于保护心脏。

鱼类的不饱和脂肪酸含量低，而蛋白质含量高，也是ω-3脂肪酸的重要来源。ω-3脂肪酸有助于降低三酰甘油水平，减缓动脉斑块的形成和降低血压。美国心脏协会推荐每周至少进食两次鱼类。

7. 戒烟限酒

烟草中的烟碱可使心跳加快、血压升高、心脏耗氧量增加、血管痉挛、血液流动异常及血小板的黏附性增加，而且吸烟还是造成心绞痛发作和突然死亡的重要原因，所以应尽量减少吸烟的次数或者不吸烟。酒中含有的乙醇对心脏有毒害作用，会降低心肌的收缩能力。因此，为了心脏的健康，应该戒酒或少量饮酒。

小米胡萝卜泥

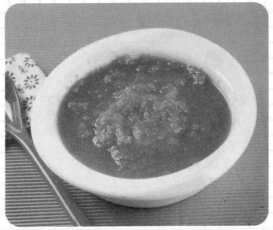

🌿**材料：**小米 50 克、胡萝卜 90 克

🍴 做法

1 洗净的胡萝卜切片，再切成条，改切成粒，装入盘中，待用。

2 汤锅中注入适量清水，倒入洗好的小米，拌匀，盖上盖，用小火煮 30 分钟至小米熟烂。

3 揭盖，把小米盛入滤网中，滤出米汤，装入碗中，待用。

4 把胡萝卜放入烧开的蒸锅中，盖上盖，转中火蒸 10 分钟至熟。

5 取榨汁机，倒入胡萝卜，再倒入米汤，盖上盖，榨成浓汁。

6 将榨好的胡萝卜米汤浓汁倒入碗中即可。

 ## 草莓香蕉奶糊

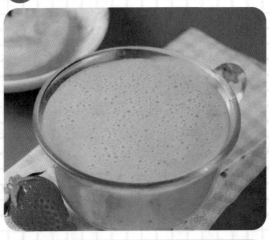

🌿**材料：**草莓 80 克、香蕉 100 克、酸奶 100 毫升

🍴 做法

1 洗净的香蕉切去头尾，剥去果皮，切成条，改切成丁。

2 洗好的草莓去蒂，对半切开，备用。

3 取榨汁机，选择搅拌刀座组合，倒入切好的草莓、香蕉。

4 加入酸奶，盖上盖。

5 选择"榨汁"功能，榨取果汁。

6 断电后揭开盖，将榨好的果汁奶糊装入杯中即可。

腰果鸡丁

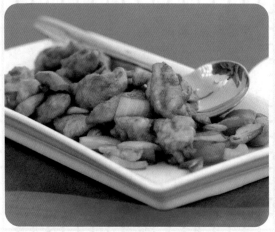

🌱材料：鸡胸肉 400 克、黄彩椒 50 克、圆椒 50 克、洋葱 50 克、腰果 50 克

🥄调料：盐、鸡粉、料酒、生抽、生粉、食用油各适量

🍴做法

1 洋葱去皮，洗净后切块；洗净的圆椒、黄彩椒切块。
2 洗净的鸡胸肉切成丁，装入碗中，放入少量盐、料酒、生抽、生粉拌匀，腌渍 15 分钟。
3 热锅注油烧至六成热，放入腰果炸至金黄，捞出；再放入鸡丁炸熟，捞出待用。
4 锅底留油，倒入洋葱、黄彩椒、圆椒，快速翻炒片刻，加入盐、鸡粉，炒匀调味。
5 放入炸好的鸡丁和腰果，翻炒均匀即可。

 小豆山药羹

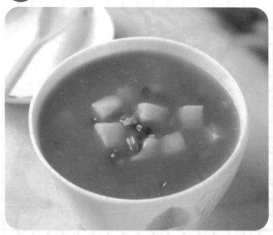

🌱材料：水发小豆 150 克、山药 200 克

🥄调料：白糖 5 克、水淀粉适量

🍴做法

1 洗净去皮的山药切粗片，再切成条，改切成丁，备用。
2 砂锅中注入适量清水，倒入洗净的小豆，盖上盖，用大火煮开后转小火煮 40 分钟。
3 揭盖，放入山药丁，拌匀，再次盖上盖，用小火续煮 20 分钟至食材熟透。
4 揭开盖，加入白糖、水淀粉，拌匀。
5 关火后将煮好的山药羹装入碗中即可。

红枣芋头

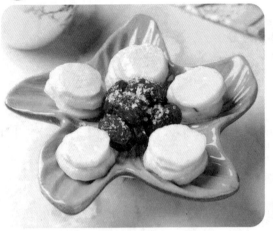

做法

1 洗净的芋头切片。
2 取一盘，将洗净的红枣摆放在底层中间，盘中依次均匀铺上芋头片，顶端再放入几颗红枣，待用。
3 蒸锅注水烧开，放上摆好食材的盘子，加盖，用大火蒸 10 分钟至熟透。
4 揭盖，取出蒸好的芋头及红枣，撒上白糖即可。

🌱 **材料**：去皮芋头 250 克、红枣 20 克

🥄 **调料**：白糖适量

 南瓜花生蒸糕

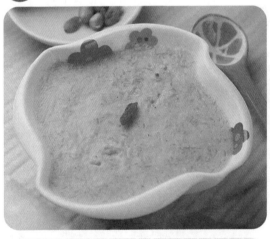

做法

1 蒸锅上火烧开，放入备好的南瓜，盖上盖，用中火蒸约 15 分钟至其熟软。
2 取出蒸熟的南瓜，放凉后压碎，碾成泥状。
3 把洗好的葡萄干剁碎，备用。
4 将南瓜泥装入碗中，加入核桃粉、花生粉。
5 再放入葡萄干、米粉，搅拌均匀，分次倒入牛奶，拌匀，制成南瓜糊，待用。
6 取一蒸碗，倒入南瓜糊，备用。
7 蒸锅上火烧开，放入蒸碗，盖上盖，用中火蒸约 15 分钟至熟。
8 关火，揭开盖，取出蒸好的食材即可。

🌱 **材料**：米粉 70 克、牛奶 300 毫升、去皮南瓜 130 克、葡萄干 30 克、核桃粉少许、花生粉少许

铁锅鱼

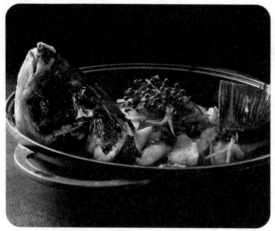

🌿 **材料**：草鱼 1 条、姜丝适量、蒜末适量、小米椒适量、藤椒适量

🥄 **调料**：盐 3 克、鸡粉 3 克、生抽 5 毫升、辣椒酱适量、食用油适量

🍴 **做法**

1 草鱼去除内脏，去鳞，表面划上花刀；小米椒对半切开。
2 热锅注油，倒入蒜末、姜丝爆香。
3 滑入草鱼煎至两面微黄色。
4 注入适量清水，加盖煮 5 分钟。
5 倒入小米椒、藤椒、辣椒酱，煮 10 分钟。
6 加入盐、鸡粉、生抽，拌匀调味。
7 关火后将食材盛入铁锅中即可。

 # 番石榴银耳枸杞糖水

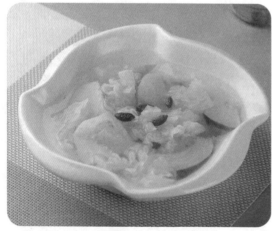

🌿 **材料**：番石榴 120 克、水发银耳 100 克、枸杞 15 克

🥄 **调料**：冰糖 40 克

🍴 **做法**

1 洗好的银耳切成小块；洗净的番石榴对半切开，改切成小块。
2 砂锅中注入适量清水烧开，放入切好的番石榴、银耳，用勺搅拌匀。
3 改用小火，盖上盖，煮 15 分钟至食材熟软。
4 揭开盖，放入冰糖，煮至溶化。
5 放入洗净的枸杞，拌匀稍煮。
6 将煮好的糖水盛入汤碗中即可。

肝脏调养

肝脏是人体最大的腺体，它在人体的代谢、胆汁生成、解毒、凝血、免疫、热量产生及水与电解质的调节中均起着非常重要的作用，是人体内一个巨大的"化工厂"。情绪、睡眠、饮食甚至药物等，均会影响肝的疏泄功能。饮食养肝要从以下几方面进行：

1. 适量摄入脂肪

身边患脂肪肝的人越来越多，因此不少人以为脂肪是肝脏的大敌。实际上，不管有没有患脂肪肝，脂肪都是肝脏必不可缺的营养，少了它，肝脏就没法正常工作。有些患者查出脂肪肝后就开始只吃蔬菜和水果，这是一个很大的误区。营养专家指出，要养肝护肝，每天所摄入的食物中，脂肪和蛋白质的比例最好分别占20%，剩下的60%为糖类，也就是主食等。肝脏需要脂肪，但不代表需要过多的脂肪，所以富含脂肪的食物，如动物油脂、芝麻酱、黄油、肥肉等尽量少吃，瘦肉、低脂牛奶、虾等低脂食物是首选。

2. 适量摄入高蛋白

鸡蛋、豆腐、牛奶、鱼、鸡肉、芝麻、松子等高蛋白、低热量的食物是肝脏的最爱。这些食物中，丰富的蛋白质就像肝脏的"维修工"，能起到修复肝细胞、促进肝细胞再生的作用。适当多吃高蛋白的食物更有利于受损的肝脏恢复健康，防止它进一步受到伤害。

3. 多补充维生素

肝脏是人体储存维生素的"仓库"。当肝脏受损时，"仓库"储存维生素的能力也会下降。研究表明，维生素A能保护肝脏，阻止和抑制肝脏中癌细胞的增生，它能使正常组织恢复功能，还能帮助化疗病人降低癌症的复发率。西红柿、胡萝卜、菠菜、核桃仁、瘦肉、莴笋、包菜、大豆、花生、瓜子、蛋黄、玉米、动物肝脏、鱼肝油及乳制品中含有大量维生素A。

B族维生素能加速营养物质的代谢，让它们转化成能量，不仅能给肝脏"加油"，还能修复肝功能、防止肝脂肪变性，进而起到预防脂肪肝的作用。由于B族维生素能溶解于水，在体内滞留的时间只有几小时，因此必须每天补充。猪肉、鸡肉、黄豆、大米、香菇、小米、小麦胚芽、黑米、土豆、杏仁、花生、动物肝脏、西红柿、橘子、香蕉、梨、板栗、奶及奶制品等食物中含有丰富的B族维生素。

维生素E本身具有抗氧化效应，能起到阻止肝组织老化的作用。除此之外，维生素E对于治疗非酒精性脂肪肝有一定疗效。麦芽、大豆、植物油、坚果类、绿叶蔬菜中都富含维生素E。

4. 多吃绿色食物

根据中医"五色食物养五脏"的理论，绿色食物入肝经，对肝脏有着很好的滋补作用，可以促进肝内血液的循环和代谢。除此之外，绿色食物还可以缓解身体的疲劳，也能够解肝郁。西蓝花、菠菜、绿豆、青苹果等都是养肝的食物。当然除了这些吃的食物以外，平常多喝绿茶也可以保护肝脏，尤其是能够抑制酒精肝及脂肪肝的形成。

5. 多吃点酸味食物

以酸入肝是指食用酸味食物或药物可以养肝。在日常饮食中，可以适当吃一些酸味食品，如山楂、橘子、葡萄等。需要注意的是，酸味食物并不是一年四季都适宜吃，比如春季肝气旺盛时，就不可以吃太多酸味食物，否则会造成肝气过盛，影响人体健康。

红糖小米粥

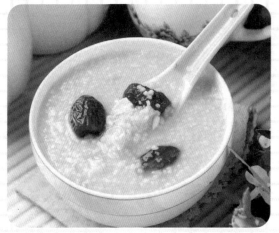

材料：小米 400 克、红枣 8 克、花生 10 克、瓜子仁 15 克

调料：红糖 15 克

做法

1 砂锅中注入适量的清水，大火烧开。

2 倒入备好的小米、花生仁、瓜子仁，拌匀。

3 盖上盖，大火煮开后转小火煮 20 分钟。

4 倒入红枣，续煮 5 分钟。

5 加入红糖，持续搅拌片刻。

6 将煮好的粥盛入碗中即可。

 鸡肝糊

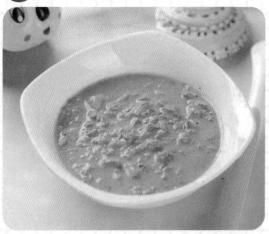

材料：鸡肝 150 克、鸡汤 85 毫升

调料：盐少许

做法

1 将洗净的鸡肝装入盘中，放入烧开的蒸锅中。

2 盖上盖，用中火蒸 15 分钟至鸡肝熟透。

3 把蒸熟的鸡肝取出，放凉后用刀将鸡肝压烂，剁成泥状。

4 把鸡汤倒入汤锅中煮沸，调成中火，倒入备好的鸡肝，用勺子拌煮 1 分钟呈糊状。

5 加入盐，用勺子继续搅拌，煮至入味。

6 将煮好的鸡肝糊倒入碗中即可。

枸杞红枣蒸鸡

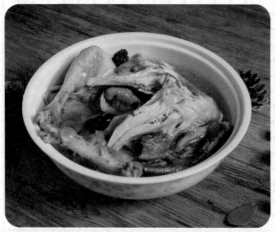

🍴 **做法**

1 净鸡清洗干净，沥干水分，待用。
2 取一大碗，放入净鸡，再放入洗净的红枣、枸杞。
3 均匀地撒上盐，待用。
4 蒸锅上火烧开，放入装有食材的碗，蒸2小时至食材熟透即可。

🌿 **材料**：净鸡1只、红枣30克、枸杞15克
🫙 **调料**：盐少许

 # 西蓝花牛奶粥

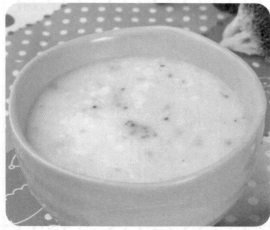

🍴 **做法**

1 沸水锅中放入洗净的西蓝花，焯煮一会儿。
2 西蓝花焯至断生后捞出，沥干水分。
3 焯好的西蓝花放凉后切碎，待用。
4 砂锅中注入适量清水烧开，倒入洗净的大米，搅散。
5 盖上盖，烧开后转小火煮40分钟至米粒变软。
6 揭盖，快速搅动片刻，放入备好的奶粉拌匀，煮出奶香味。
7 倒入西蓝花碎，搅散。
8 关火后将煮好的粥盛入碗中即可。

🌿 **材料**：水发大米130克、西蓝花25克、奶粉50克

菠菜糊

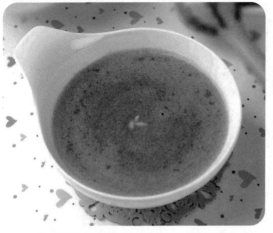

🌱材料： 水发大米 130 克、菠菜 50 克

🍴 做法

1 锅中注入适量清水烧开，放入洗净的菠菜，焯煮一会儿，至其变软后捞出，沥干水分，放凉后切成碎末，待用。

2 奶锅中注入适量清水烧开，放入洗净的大米搅散，盖上盖，烧开后转小火煮 35 分钟。

3 关火盛出，装在碗中，加入菠菜碎，拌匀，调成菠菜粥，待用。

4 备好榨汁机，倒入菠菜粥，搅碎食材，滤在碗中，待用。

5 奶锅置于旺火上，倒入菠菜糊，拌匀，大火煮沸后盛入碗中即可。

 ## 水果泥

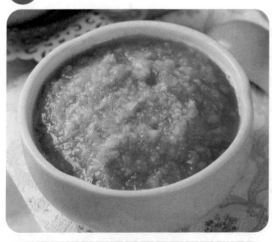

🌱材料： 哈密瓜 120 克、西红柿 150 克、香蕉 70 克

🍴 做法

1 洗净去皮的哈密瓜去子，切成小块，剁成末。

2 洗好的西红柿切开，切成小瓣，再剁成末，备用。

3 洗净的香蕉去皮，把果肉压成泥，备用。

4 取一个大碗，倒入西红柿、香蕉、哈密瓜，搅拌片刻使其混合均匀。

5 取小碗，分别装入拌好的水果泥即可。

蒜香凤尾虾

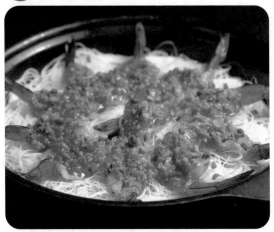

材料：水发粉丝 200 克、鲜虾 300 克、红椒丁适量、蒜末适量、葱花适量

调料：盐 3 克、鸡粉 3 克、食用油适量

做法

1 鲜虾去掉虾线，从背部切开待用。
2 锅内注入清水烧开，倒入水发粉丝，焯煮片刻后捞出，沥水待用。
3 另起锅，注入食用油，倒入蒜末、红椒丁炒香，加入盐、鸡粉，制成酱汁待用。
4 蒸锅注水烧开，盘中放入鲜虾、粉丝，上锅蒸 8 分钟。
5 将蒸好的食材取出，浇上适量酱汁，撒上葱花即可。

 # 雪梨菠菜稀粥

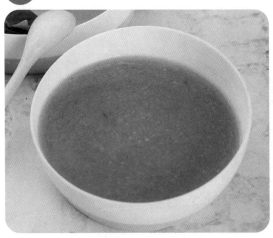

材料：雪梨 120 克、菠菜 80 克、水发米碎 90 克

做法

1 洗好去皮的雪梨切开，去核，再切小块。
2 洗净的菠菜切小段。
3 取榨汁机，倒入雪梨，注入少许温开水，盖好盖，榨取汁水。
4 断电后倒出雪梨汁，待用。
5 榨汁机中再倒入菠菜，注入少许温开水，盖好盖，榨取汁水。
6 断电后倒出菠菜汁，待用。
7 砂锅中注入少许清水烧开，倒入备好的米碎拌匀，烧开后用小火煮 10 分钟。
8 倒入菠菜汁，用中火续煮 10 分钟至食材熟透。
9 倒入雪梨汁，用大火煮至沸。
10 关火后，将煮好的稀粥盛入碗中即可。

西瓜西红柿汁

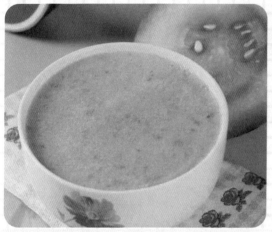

做法

1 西瓜果肉切成小块。
2 洗净的西红柿切开，切成小瓣，待用。
3 取榨汁机，倒入切好的食材，注入少许纯净水，盖上盖，榨取蔬果汁。
4 断电后将蔬果汁盛入碗中即可。

材料：西瓜果肉120克、西红柿70克

葡萄胡萝卜汁

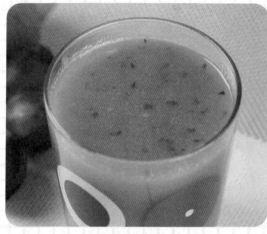

做法

1 洗净的胡萝卜切条，改切成丁。
2 洗好的葡萄切开，去籽，切小瓣，备用。
3 取榨汁机，倒入切好的葡萄、胡萝卜，加入适量温开水，榨取蔬果汁。
4 断电后，将榨好的蔬果汁倒入杯中即可。

材料：葡萄75克、胡萝卜50克

菱角薏米汤

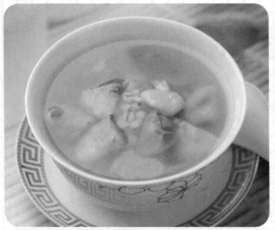

做法

1 砂锅中注入适量清水烧热，倒入备好的薏米。
2 盖上盖，大火烧开后改小火煮 35 分钟至薏米变软。
3 揭盖，搅拌匀，再倒入洗净的菱角肉。
4 转中火，加入白糖搅拌匀，煮 3 分钟至白糖溶化。
5 关火后盛出煮好的薏米汤，装入碗中即可。

🌿**材料：**水发薏米 130 克、菱角肉 100 克

 # 百合豆浆

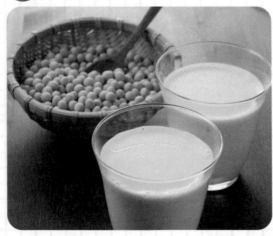

做法

1 将已浸泡 8 小时的黄豆倒入碗中，加入适量清水，用手搓洗干净。
2 把黄豆倒入滤网，沥干水分。
3 将洗好的黄豆、鲜百合倒入豆浆机中，注入适量清水。
4 盖上豆浆机机头，选择"五谷"程序，再选择"开始"键，开始打浆。
5 待豆浆机运转 15 分钟，即成豆浆。
6 豆浆机断电，取下机头，把煮好的豆浆倒入滤网，用汤匙搅拌滤取豆浆。
7 将豆浆倒入碗中，放入白糖搅拌至溶化，待稍微放凉后即可饮用。

🌿**材料：**鲜百合 8 克、水发黄豆 70 克
◎ **调料：**白糖适量

脾脏调养

脾作为人体的气血生化之源，对人体健康有极其重要的作用，如果脾出现问题，就会对身体各个部位的功能产生很大影响，尤其是消化系统，脾胃一旦损伤，容易引起消化不良，营养难以吸收，同时也容易出现各种跟脾胃相关的疾病。

脾胃是立身之本，是运化水谷及水液的场地。要想健脾，可从饮食上进行调理：要形成良好的饮食结构，用餐要有一定的规律性，不要过早或太迟；进餐量要适度，不可暴食暴饮，保证少食多餐；要吃营养丰富、容易消化的平补食物，可以选择糙米、玉米、豆腐等，牛肉、鸡肉、山药、胡萝卜、马铃薯、洋葱等也都是健脾胃的食物。多吃黄色食物。在中医看来，黄色对应脾，黄色食物养脾。这主要是因为黄色食物富含维生素A、维生素C等，能保护胃肠黏膜，防止胃炎、胃溃疡等疾病的发生。另外，甜味是属于脾胃的味道，甜味食物有补益强壮的作用，可以增强脾脏的功能。

忌吃性质寒凉、易损伤脾气的食物，忌吃味厚滋腻、容易阻碍脾气运化功能的食物，忌吃利气消积、容易耗伤脾气的食物，如苦瓜、冬瓜、海带、螃蟹、鸭肉等。

此外，养脾最忌讳以下四件事：

1. 养脾无常

"脾主四时"，就是说一年四季都要注意养脾。很多人认为秋冬季节养脾就可以了，其实，养脾应该每天都坚持。

2. 过食生冷、辛辣食物

所谓生冷的饮食，一方面指的是冷饭冷菜，另一方面则是指冰淇淋、冰镇饮料、冰镇水果等。尤其是夏天或者剧烈运动后，冰镇饮食更是大受欢迎。这些生冷的食物进入体内，要被预热到36℃才可能开始消化，这个预热过程是耗能的，消耗的也是脾气。所以，中医讲究大病之后"糜粥调养"，就是指吃温热的流质食物来保护病后虚弱的脾气。

辛辣食物对脾的损伤，主要是其强烈的刺激性造成的。辛辣的食物广受人们欢迎，甚至有的朋友号称"无辣不欢"。除了对脾胃的损伤以外，辛辣食物还容易引起便秘、上火，引起情绪暴躁，更严重的是辛辣食物具有"发散"的作用，会导致气虚，降低人体免疫力。

3. 过食甜食

许多人喜欢吃甜食。适量吃点甜食能提供能量，帮助消化吸收，但是吃多了就会减缓肠胃蠕动，滋腻伤脾，导致打嗝、胀气、腹泻、食欲不振、消化不良等症状。因此，要想补脾养脾，吃甜食要有度。

4. 饱食

吃太撑了，除了易长胖外，还容易伤到脾胃。大家都知道吃得太多胃会受不了，其实脾也会不舒服。脾与胃相表里，脾主升，胃主降，一升一降，保持气机通畅，使水谷精微得以输布。因此，一定要注意节制饮食，以免伤了胃又损了脾。吃饭要七八分饱，而且要做到细嚼慢咽，这样才有利于食物的消化吸收。

牛肉白菜汤饭

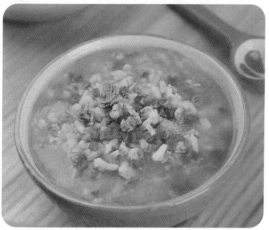

材料： 牛肉 110 克、虾仁 60 克、胡萝卜 55 克、白菜 70 克、米饭 130 克、海带汤 300 毫升

调料： 芝麻油少许

做法

1 锅中注入适量清水烧开，放入牛肉，煮 10 分钟至其断生，捞出，沥干水分，放凉待用。

2 沸水锅中倒入虾仁，煮至变色，捞出，沥干水分，待用。

3 洗净去皮的胡萝卜切薄片，再切细丝，改切成粒；洗好的白菜切丝。

4 将放凉的牛肉切片，再切细丝，改切成粒。

5 把汆过水的虾仁剁碎，备用。

6 砂锅置火上，倒入海带汤，放入牛肉、虾仁、胡萝卜拌匀，盖上盖，烧开后用小火煮 10 分钟。

7 揭开盖，倒入米饭搅散，放入白菜拌匀，再盖上盖，用中火续煮 10 分钟至食材熟透。

8 揭开盖，淋入芝麻油，搅拌均匀，盛入碗中即可。

 ## 焦米南瓜苹果粥

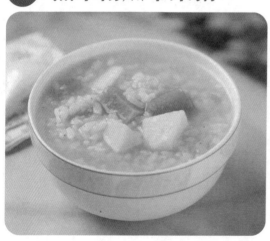

材料： 大米 140 克、南瓜肉 140 克、苹果 125 克

做法

1 将洗好的南瓜肉切小块。

2 去皮洗净的苹果切取果肉，改切小块。

3 锅置火上，倒入备好的大米，炒出香味。

4 转小火，炒 4 分钟至米粒呈焦黄色。

5 关火后盛出食材，装在盘中，待用。

6 砂锅中注入适量清水烧热，倒入炒好的大米拌匀。

7 盖上盖，烧开后用小火煮 35 分钟至米粒变软。

8 揭开盖，倒入切好的南瓜，放入苹果块拌匀。

9 盖上盖，用中小火续煮 15 分钟至食材熟透。

10 揭盖，搅拌一会儿，关火后盛出煮好的苹果粥，装在小碗中，稍微冷却后食用即可。

神曲健脾粥

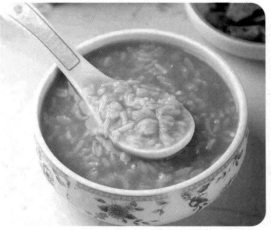

🌿**材料**：水发大米 180 克、神曲少许、白术少许、党参少许、麦芽少许

🍴**做法**

1 取一个纱袋，放入备好的神曲、白术、党参、麦芽，系好袋口，制成药袋，待用。
2 砂锅中注入适量清水烧开，放入药袋。
3 倒入备好的大米，搅拌均匀。
4 盖上盖，烧开后用小火煮 30 分钟至大米熟透。
5 揭开盖，将药袋捞出，搅拌均匀。
6 关火后将煮好的粥盛入碗中即可。

 # 铁板牛肉

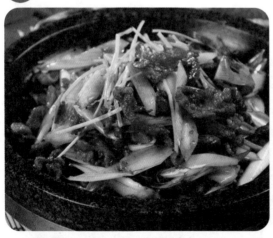

🌿**材料**：牛肉 400 克、大葱 150 克、香菜 5 克、鸡蛋 1 个、姜片少许

📍**调料**：盐、鸡粉、料酒、淀粉、黑胡椒酱、食用油各适量

🍴**做法**

1 洗净的大葱切斜刀段，洗净的香菜切长段。
2 牛肉切片，装入碗中，加入盐、料酒抓匀，打入鸡蛋，加入淀粉，抓匀上浆，腌渍 20 分钟。
3 热锅注油烧至五成热，放入牛肉片炸 30 秒，捞出，待油温升至六成热再复炸一次，捞出沥油。
4 锅底留油，放入姜片爆香，倒入大葱，翻炒至熟软，倒入牛肉片，加入盐、鸡粉、黑胡椒酱，翻炒至食材入味。
5 将炒好的食材倒入铁板内，放入香菜段，拌匀即可。

糯米稀粥

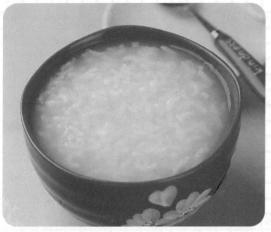

做法
1 砂锅中注入适量清水烧开。
2 倒入洗净的糯米，搅拌均匀。
3 盖上盖，烧开后用小火煮 40 分钟至糯米熟透。
4 揭盖，搅拌片刻至粥浓稠。
5 关火后盛出煮好的稀粥即可。

🌿**材料：** 水发糯米 110 克

 人参糯米鸡汤

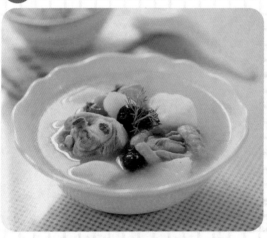

做法
1 锅中注入适量清水烧开，倒入洗净的鸡腿肉块，淋入料酒。
2 用大火煮一会儿，汆去血渍，捞出汆好的鸡肉块，沥干水分，待用。
3 砂锅中注入适量清水，用大火烧开。
4 放入备好的姜片，加入洗净的红枣、桂皮、人参片。
5 倒入汆过水的鸡肉块，再放入洗净的糯米，搅散。
6 盖上盖，煮沸后用小火煮 40 分钟至食材熟透。
7 揭盖，加入盐、鸡粉，转中火拌煮片刻至汤汁入味。
8 关火后将煮好的糯米鸡汤盛入碗中即可。

🌿**材料：** 鸡腿肉块200克、水发糯米120克、红枣20克、姜片15克、人参片10克

🥄**调料：** 桂皮 20 克、盐 3 克、鸡粉 2 克、料酒 5 毫升

砂锅娃娃菜

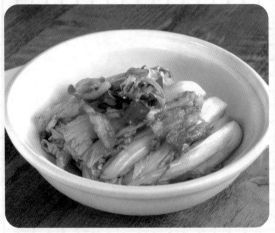

🍲 **材料**：娃娃菜 300 克、红椒 30 克、青椒 20 克、五花肉 50 克、蒜末适量

🥢 **调料**：盐 3 克、鸡粉 3 克、生抽 5 毫升、水淀粉适量、食用油适量

🍴 **做法**

1 娃娃菜切成长条。
2 红椒切丝，青椒切丝。
3 五花肉切薄片。
4 热锅注油，倒入五花肉片，煎至两面焦黄。
5 倒入蒜末爆香，倒入娃娃菜炒匀。
6 加入盐、鸡粉、生抽，炒匀调味。
7 倒入红椒、青椒，注入适量清水煮沸。
8 淋上水淀粉勾芡。
9 将炒好的食材盛入碗中即可。

 ## 粳米糊

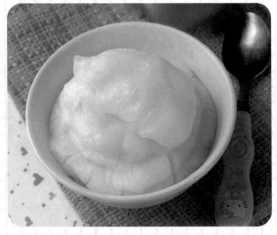

🍲 **材料**：粳米粉 85 克

🍴 **做法**

1 把粳米粉装入碗中，倒入清水，边倒边搅拌，制成米糊，待用。
2 奶锅中注入适量清水烧热，倒入调好的米糊，拌匀，用中小火煮一会儿，使食材呈浓稠的黏糊状。
3 关火后将煮好的米糊盛入碗中即可。

肺脏调养

肺作为人体重要的器官，在呼吸的过程中发挥的作用十分重要。如今生活环境所受的污染越来越严重，空气质量越来越差，再加上二手烟的毒害，这些都有可能会导致肺功能下降。长此以往，肺部发生病变的概率就比较高。因此，平时应该多了解一些养生常识，通过科学的方式来养肺、润肺，才能维持肺部健康，预防肺部疾病的发生。那么，遵循哪些饮食原则能够达到养肺润肺的效果呢？

1. 多补充维生素

污染的空气使肺产生氧化应激反应，不利于肺部健康。而维生素作为天然的抗氧化剂，可明显改善肺功能，提高肺部的防御能力。维生素A、维生素C、维生素E及类胡萝卜素的抗氧化作用都很强，主要来源于新鲜绿叶蔬菜、胡萝卜、南瓜、西红柿、洋葱、辣椒、红枣、山楂、猕猴桃、草莓、柑橘、橙子等。

2. 适量饮水

在我们呼吸的过程中，空气中的氧在肺泡中先是溶解在水中，然后跟随水分渗透到毛细血管，毛细血液管中的二氧化碳被替换出来，从而达到气体交换的目的。肺部保持湿润更有利于气体交换，因此需要适量补充水分，而空气越湿润，越有利于气体交换，越干燥，所消耗人体的水分就越多。此外，水还有清洁呼吸系统的作用，能将积聚在呼吸道中的病菌冲走，促使痰液排出，并补充身体流失的水分，保护肺和呼吸道。不过，需要注意的是，一次性饮水不可过多。

也可以多喝些米粥、鸡汤、瘦肉汤等，它们不仅营养价值高，而且利于吸收，对养肺润肺很有好处，能提高人体免疫力，增强肺部的抗病能力，还能补充大量的水分，有利于保持肺部健康。

3. 清淡饮食

想要有效润肺养肺，应注意清淡饮食。现在很多人的饮食比较重口味，如果大量摄入辛辣刺激性食物，会给肠胃带来负担，甚至容易刺激其他器官，影响健康。多吃清淡的食物，这样才能维持身体的健康状态，防止肺部功能受损。高油、高盐、高糖、辛辣的食物容易引起上火，不利于肺部的保养。所以，养肺、润肺要注意饮食清淡，少吃辛辣刺激性食物及油腻肥甘食物。

4. 多吃白色食物

在传统中医理论中，五色与五脏有着密切的对应关系。吃对食物的颜色，也能起到补养五脏的作用。《黄帝内经》中说："西方白色，入通于肺。"意思是说，肺属于五行中的金。在五行中，金对应颜色中的白色，因此，白色食物有补益肺脏、益肺气的作用。常食白色的食物，有助于改善呼吸系统功能，补足肺气，还有清肺润燥止咳的作用。常见的白色食物和中药材有冬瓜、梨、花菜、莲子、莲藕、马蹄、白菜、白萝卜、洋葱、豆腐、牛奶、大米、面粉、银耳、沙参、西洋参、百合、杏仁、贝母、山药、玉竹、茯苓、白芝麻等。

玉竹苦瓜排骨汤

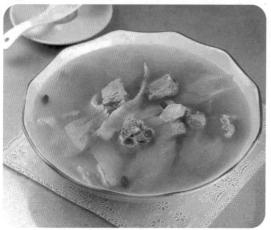

材料： 排骨段 300 克、苦瓜 250 克、玉竹 20 克、枸杞少许

调料： 盐 2 克、鸡粉 2 克、料酒 6 毫升

做法

1 将洗净的苦瓜对半切开，去瓤去子，再切成片。
2 锅中注入适量清水烧开。
3 倒入洗净的排骨段，用大火煮沸，氽去血渍。
4 捞出排骨，沥干水分，待用。
5 砂锅中注入适量清水烧开。
6 倒入氽煮过的排骨段，放入洗净的玉竹，淋入料酒，搅匀提味。
7 盖上盖，用大火烧开后转小火炖煮 25 分钟至排骨熟软。
8 揭盖，倒入苦瓜片搅拌匀。
9 再次盖好盖，用小火续煮 10 分钟至食材熟透。
10 揭开盖，放入洗净的枸杞，加入盐、鸡粉搅匀调味，续煮片刻至汤汁入味。
11 关火后盛出煮好的排骨汤，装入汤碗中即可。

 ## 杏仁猪肺粥

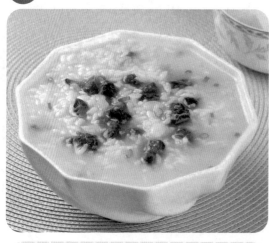

材料： 猪肺 150 克、北杏仁 10 克、水发大米 100 克、姜片少许、葱花少许

调料： 盐 3 克、鸡粉 2 克、芝麻油 2 毫升、料酒 3 毫升、胡椒粉适量

做法

1 洗净的猪肺切成小块，放入清水中，加盐，抓洗干净。
2 锅中注水烧开，加入料酒，倒入猪肺，煮 1 分 30 秒。
3 把氽好的猪肺捞出待用。
4 砂锅中注入适量清水烧开，放入洗好的北杏仁。
5 倒入洗好的大米搅匀，盖上盖，烧开后用小火煮 30 分钟至大米熟软。
6 揭盖，倒入猪肺搅匀，放入少许姜片。
7 再次盖上盖，用小火续煮 20 分钟至食材熟透。
8 揭盖，放入鸡粉、盐、胡椒粉，搅匀调味。
9 淋入芝麻油搅匀，撒入少许葱花。

蜀南甜笋小木耳

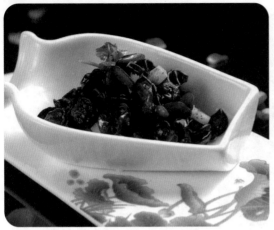

做法

1 笋切小块。
2 锅内注入适量清水煮沸，倒入笋、小木耳，焯煮断生后捞出。
3 备好碗，倒入焯煮好的食材，加入盐、鸡粉、生抽、芝麻油拌匀。
4 撒上辣椒粉拌匀，放上香菜即可。

材料：笋 100 克、水发小木耳 80 克、香菜段少许

调料：辣椒粉适量、盐 3 克、鸡粉 3 克、生抽 5 毫升、芝麻油适量

白果莲子粥

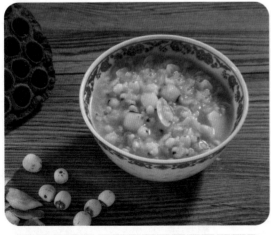

做法

1 在备好的沸水砂锅中放入大米、白果、水发莲子，搅拌一会儿。
2 盖上盖，转小火煲 30 分钟。
3 放入盐、鸡粉搅拌均匀。
4 关火后将煮好的粥盛入碗中即可。

材料：白果 30 克、水发莲子 30 克、水发大米 70 克

调料：盐 3 克、鸡粉 3 克

葱油鲤鱼

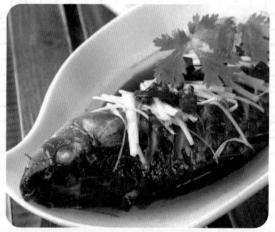

材料： 鲤鱼 350 克、姜片 4 克、葱丝 10 克、干辣椒段 10 克

调料： 八角适量、花椒 3 克、盐 2 克、蒸鱼豉油适量、食用油适量

做法

1 处理好的鲤鱼两面划上一字花刀，待用。

2 热锅注油烧热，放入鲤鱼，煎出香味。

3 放入适量花椒，加入八角、姜片，倒入少许干辣椒，炒香。

4 注入适量清水，拌匀煮沸，加入盐，盖上盖，用大火焖 5 分钟至入味。

5 揭开盖，将鲤鱼盛出，装入盘中，撒上葱丝，浇上蒸鱼豉油。

6 放上剩余的干辣椒，倒入花椒，浇上热油即可。

 菱角莲藕粥

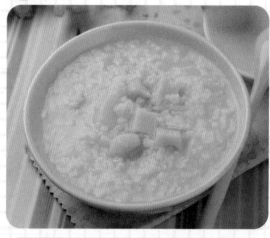

材料： 水发大米 130 克、莲藕 70 克、菱角肉 85 克、马蹄肉 40 克

调料： 白糖 3 克

做法

1 洗净的菱角肉切小块。

2 洗好的马蹄肉切小块。

3 去皮洗净的莲藕切开，再切条形，改切成丁。

4 砂锅中注入适量清水烧开，倒入洗净的大米。

5 放入切好的食材搅拌匀，使其散开。

6 盖上盖，烧开后转小火煮 40 分钟至食材熟透。

7 揭盖，加入白糖，搅拌至糖溶化。

8 关火后盛出煮好的莲藕粥，装在小碗中即可。

罗汉果银耳炖雪梨

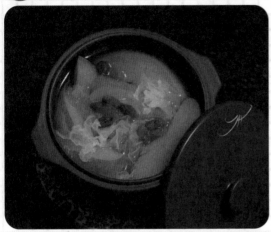

🌿**材料：**罗汉果 35 克、雪梨 200 克、枸杞 10 克、水发银耳 120 克

🍵**调料：**冰糖 20 克

🍴**做法**

1 洗好的银耳切小块，备用。
2 洗净的雪梨切块，去核去皮，切成丁。
3 砂锅中注入适量清水烧开，放入洗好的枸杞、罗汉果。
4 倒入切好的雪梨，放入银耳。
5 盖上盖，烧开后用小火炖 20 分钟至食材熟透。
6 揭开盖，放入冰糖，略煮片刻至冰糖溶化。
7 关火后盛出煮好的糖水，装入碗中即可。

茯苓百合排骨汤

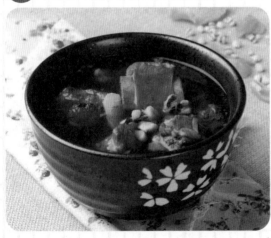

🌿**材料：**茯苓百合排骨汤汤料包（茯苓、芡实、龙牙百合、小豆、薏米、生地）1/2 包、排骨块 200 克

🍵**调料：**盐 2 克

🍴**做法**

1 将茯苓、生地装入隔渣袋里，系好袋口，装入碗中，倒入清水，泡发 8 分钟。
2 将小豆泡发 2 小时。
3 将龙牙百合、芡实、薏米装入碗中，倒入清水，泡发 10 分钟。
4 锅中注入适量清水烧开，放入排骨块，汆煮片刻。
5 砂锅中注入适量清水，倒入排骨块、茯苓、生地、小豆、芡实、薏米拌匀。
6 加盖，大火煮开转小火煮 100 分钟至有效成分析出。
7 揭盖，放入龙牙百合拌匀。
8 再盖上盖，续煮 20 分钟至龙牙百合熟透。
9 揭盖，加入盐，稍稍搅拌至入味。

肾脏调养

"肾为先天之本"，这句话相信大家都听说过，肾藏精，主生长、发育、生殖，主水液代谢等功能，可见肾脏对于人体的重要性。肾脏的主要功能是排毒、排水以及内分泌。它很像过滤器，将身体里的水分过滤，形成尿液排出体外，同时身体代谢过程中产生的废物、毒素经过滤也随着尿液排出体外。它还可以阻挡红细胞、白细胞、血小板、白蛋白等，防止它们通过肾脏流失，这些重要的作用都依赖于肾小球的滤过膜。肾脏的另一个功能就是内分泌，主要是产生促红素促进造血和调节钙磷失调。

如今，人们的工作、生活压力大，劳累过度，损耗肾气，导致肾气亏虚。所以，日常应注重调养肾脏，可以采取最简单的饮食调理法来养肾护肾。

1. 限制盐摄入量

经常吃一些过咸的食物，如咸鱼、咸菜等，会导致血液中钠离子浓度过高，引起酸碱平衡失调，而为达到平衡状态，肾血流及肾小球重吸收和过滤作用便会加快，长此以往，肾脏的负担过重，便容易受损。体内钠离子过多，还容易造成血压升高、水肿、腹腔积液、肺腔积液，导致心力衰竭等，对身体非常不利。因此，每天的食盐量应控制在 6 克以内。做菜的时候选用计量勺加盐，这样便于控制量。但是人们往往会忽视腌制品、海鲜以及其他调味品中也含有较多的氯化钠，由此造成了盐摄入过多。含氯化钠较多的食物有熏肉、腌菜、泡菜、香肠、火腿等。新鲜蔬菜、谷物、水果中含钠较少。

2. 蛋白质不要摄入过多

蛋白质是人体细胞、组织和器官的重要组成部分。相信大家都了解蛋白质的重要性，平时也会刻意多吃些富含蛋白质的食物。但任何营养都要注重摄入量，蛋白质也一样。蛋白质摄入过多会制造较多的代谢废物，增加肾脏的负担。在保证基本摄取量的前提下，宜多吃瘦肉、鸡蛋、牛奶、鱼肉、黄豆等，其中的优质蛋白质更有利于肾脏的保养。

3. 多吃黑色食物

根据中医理论，黑色入肾，多吃黑色食物有补肾的效果。研究表明，大多数黑色食物中富含花青素，花青素是一种强有力的抗氧化剂，能够保护人体免受自由基的损伤，还可以抑制与活性氧相关的信号蛋白的表达、对抗氧化应激、减少炎性因子的产生和抑制细胞的凋亡等。常见的黑色养肾食物有黑米、黑麦、紫米、黑荞麦、黑豆、黑豆豉、黑芝麻、木耳、香菇、紫菜、发菜、海带、桑葚、黑枣、板栗、桂圆肉、葡萄、松子、乌骨鸡、海参等。

此外，日常生活中一些不良生活习惯会导致肾功能受损，一定要引起注意。①饮水过少。人一天的饮水量应为 2000 毫升左右，由于工作繁忙等原因，很多人等到口渴才想起来喝水，长期这样下去就会造成体内缺水，尿液减少，废物也就容易堆积，对肾脏和身体其他器官不利。②憋尿行为。憋尿对肾脏的影响很大，因为尿液在膀胱中存在的时间过长会滋生细菌，从而导致尿路感染。③喝饮料过多。过量饮用偏酸性饮料会给肾脏调节酸碱平衡的功能带来很大的负担，一旦超负荷，就会造成肾功能损害。④熬夜。肾脏的休息时间是晚上 11 点，经常熬夜会耗损肾阴。

板栗娃娃菜

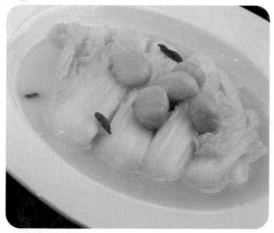

做法

1 娃娃菜从根部对半切开，再对半切开，切成四瓣，洗净待用。
2 砂锅中注入鸡汤，放入板栗肉、枸杞，煮沸。
3 放入娃娃菜，续煮至食材熟软。
4 加入盐、鸡粉，拌匀即可。

材料：娃娃菜2棵、板栗肉50克、枸杞少许、鸡汤适量

调料：盐适量、鸡粉适量

小米蜜枣粥

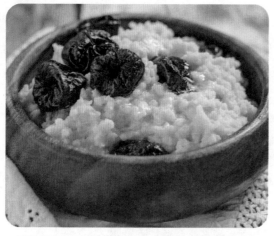

做法

1 砂锅中注水烧开，放入小米、蜜枣，搅拌匀。
2 盖上盖，煮开后转小火煮40分钟至小米熟软。
3 揭开盖，将煮好的粥搅拌均匀，盛入碗中即可。

材料：小米200克、蜜枣50克

乌鸡汤

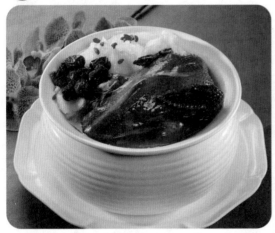

做法

1 乌鸡块放入沸水锅中汆去血水和脏污，待用。

2 砂锅中注入适量清水烧开，放入乌鸡块，再放入洗净的山药片、红枣、黄芪、枸杞，盖上盖，用小火煲 1.5 小时。

3 揭开盖，放盐拌匀调味即可。

材料： 乌鸡块 200 克、山药片 30 克、红枣 20 克、枸杞 10 克、黄芪 5 克

调料： 盐 3 克

 炭烤蛤蜊

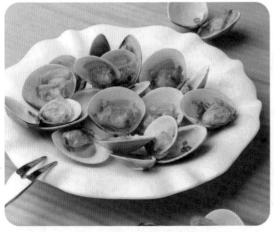

做法

1 用夹子把洗净的蛤蜊放到烧烤架上。

2 用大火烤至蛤蜊开口。

3 在蛤蜊肉上撒盐、烧烤粉、胡椒粉。

4 刷上食用油，烤 3 分钟至熟。

5 将烤好的蛤蜊装入盘中即可。

材料： 蛤蜊 200 克

调料： 盐、胡椒粉、烧烤粉、食用油各适量

韭菜叶汁

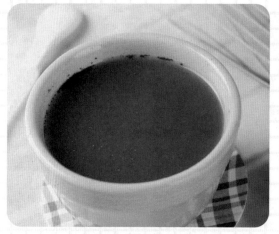

材料: 韭菜 90 克

做法

1 将洗净的韭菜切成段,装入盘中备用。

2 取榨汁机,倒入韭菜段,再倒入少许清水,盖上盖。

3 选择"榨汁"功能,榨取韭菜汁。

4 断电后倒出韭菜汁,滤入碗中待用。

5 将砂锅置于火上,倒入榨好的韭菜汁。

6 大火煮 1 分钟至汁液沸腾。

7 搅拌均匀,关火后盛出韭菜汁,装入碗中即可。

 # 苹果糊

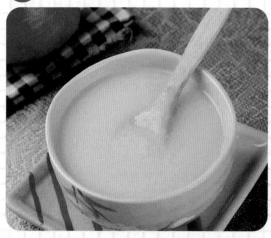

材料: 水发糯米 130 克、苹果 80 克

做法

1 去皮洗净的苹果切开,去除果核,切片,改切小块。

2 奶锅中注入适量清水烧开,放入洗净的糯米搅散,盖上盖,烧开后转小火煮 40 分钟至米粒变软。

3 揭盖,搅拌匀,关火后盛入碗中,放凉后倒入苹果块搅匀,制成苹果粥待用。

4 备好榨汁机,倒入苹果粥,盖好盖子,选择搅拌刀座组合,将食材搅碎。

5 断电后倒出苹果糊,装在碗中待用。

6 奶锅置于旺火上,倒入苹果糊,边煮边搅拌。

7 待苹果糊沸腾后关火,盛入小碗中,稍微冷却后即可食用。

鸡内金羊肉汤

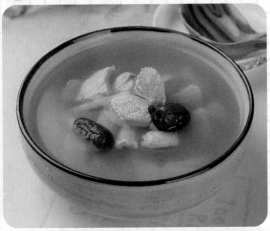

🌿材料：羊肉 320 克、红枣 25 克、鸡内金 30 克、姜片少许、葱段少许

🍲调料：盐 2 克、鸡粉 1 克、料酒适量

🍴做法

1 将洗净的羊肉切开，再切成条形，改切成丁。
2 锅中注入适量清水烧开，倒入羊肉，氽去血水。
3 捞出羊肉，沥干水分待用。
4 砂锅中注入适量清水烧热，倒入备好的鸡内金、姜片、葱段，放入红枣拌匀。
5 盖上盖，煮开后用小火煮 15 分钟。
6 揭盖，倒入羊肉，淋入料酒，再次盖上盖，煮开后用小火续煮 1 小时。
7 揭盖，加入盐、鸡粉拌匀。
8 盖上盖，用中小火煮 10 分钟至食材入味。
9 关火后盛出煮好的汤即可。

 ## 白果老鸭汤

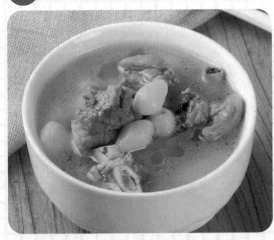

🌿材料：鸭肉块 350 克、白果仁 100 克、姜片 6 克

🍲调料：盐 2 克、料酒 10 毫升

🍴做法

1 锅中注入适量清水烧开，放入洗净的白果仁，煮 1 分钟至断生。
2 捞出煮好的白果仁，沥干水分，装盘待用。
3 另起锅，注入适量清水烧开，放入洗好的鸭肉块，氽煮 2 分钟去除腥味和脏污。
4 捞出氽煮好的鸭肉块，沥干水分，装盘待用。
5 锅中倒入氽煮好的鸭肉块，注入 500 毫升清水，煮 2 分钟至略微沸腾。
6 加入姜片，倒入料酒搅匀，煮约 2 分钟至沸腾，撇去浮沫，加盖，用小火炖 1 小时至食材熟软。
7 揭盖，加入白果仁煮至沸腾。
8 加盐搅匀调味，关火后将煮好的汤盛入碗中即可。

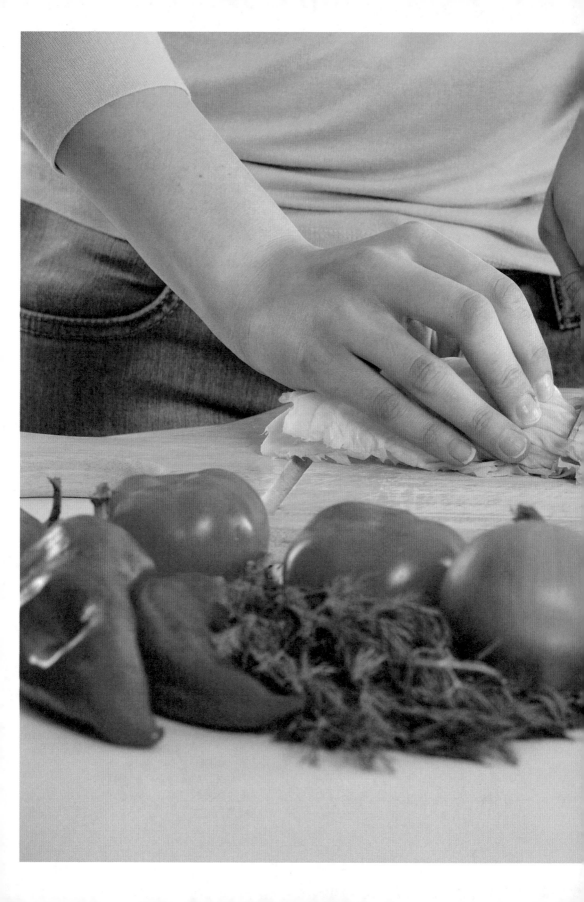

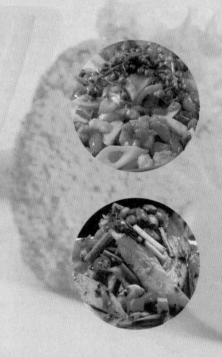

PART *3*

顺时养生，
四季饮食调理

春季饮食调养原则

春季天气逐渐转暖，万物复苏。此时，自然界阳气升发，人体生理功能逐渐活跃起来。为了让身体像大自然一样展示出生机，春季的饮食要顺时而养，顺应阳气升发向上、万物始生的特点，所以饮食调养宜温养阳气，着眼于"升"字。而肝与春气相通，春季饮食还应以养肝为主。

原则一：养护肝脏

春季饮食应以养肝为先，因为肝与春气相通。中医有"以脏养脏"的说法，人们可以通过食用动物肝脏如猪肝、鸡肝等来进行补养；而补养肝血，则以猪血、鸭血为佳。养肝蔬果有白菜、菠菜、四季豆、胡萝卜、青枣、青苹果、柠檬等。此外，早春饮食应遵循高热量、高蛋白的原则，除了谷物类，应选豆类、芝麻、花生、核桃等食物以补充能量；还需要补充优质蛋白质，如鸡蛋、牛肉等。

原则二：少酸多甘

春季宜遵循少酸多甘的饮食原则。春季为肝气旺之时，肝气旺则会影响到脾，所以春季容易出现脾胃虚弱病症。酸味入肝，可加强肝的功能，使本来就偏亢的肝气更旺，同时，多食用味甘之物，可补益脾胃之气，如红枣、蜂蜜、花菜、胡萝卜等。

原则三：祛湿化邪

春季空气湿润，此时会有"湿邪"入侵人体，湿邪最易损伤脾阳。湿邪困脾，使运化水液功能受损，水湿积聚，可出现水肿、小便不利等症。同时，脾气不升，则胃气不降，可出现嗳气、食少、口中黏腻等症。春季祛湿化邪可选用陈皮、芹菜、薏米、芡实等。

西红柿碎面条

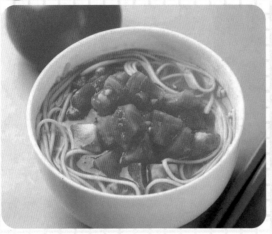

材料：西红柿 100 克、龙须面 150 克、清鸡汤 400 毫升

调料：食用油适量

做法

1 洗净的西红柿划上十字花刀，放入沸水中略煮片刻，捞出放入凉水中浸泡片刻。
2 将西红柿剥去皮，切成片，再切丝，改切成丁，备用。
3 锅中注入适量清水烧开，倒入龙须面，煮至熟软。
4 将面条捞出，沥干水分，装入碗中待用。
5 热锅注油，放入西红柿翻炒片刻。
6 倒入鸡汤，略煮一会儿。
7 关火后将煮好的汤倒入面中即可。

 ## 笋子小炒兔

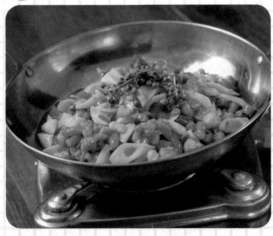

材料：春笋 100 克、兔肉 200 克、红椒 90 克、青椒 80 克、蒜末适量

调料：藤椒 40 克、盐 3 克、鸡粉 3 克、生抽 5 毫升、食用油适量

做法

1 春笋切片。
2 青椒、红椒切圈。
3 兔肉切块。
4 热锅注油，倒入蒜末爆香。
5 倒入兔肉炒至转色。
6 倒入红椒、青椒炒香。
7 倒入春笋炒匀，注入适量清水，加入盐、鸡粉、生抽炒匀调味。
8 撒上藤椒，将食材盛入碗中即可。

香椿炒银芽

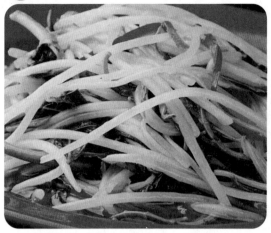

🍴 **做法**

1 洗净的香椿取嫩茎、嫩叶。
2 用油起锅，倒入蒜末、红椒丝爆香。
3 倒入切好的香椿，再加入洗净的绿豆芽炒至熟软。
4 加盐、鸡粉炒匀，翻炒片刻至熟透。
5 关火，盛出炒好的食材装盘即可。

🌿 **材料**：香椿 150 克、绿豆芽 100 克、蒜末少许、红椒丝少许

🥄 **调料**：盐 3 克、鸡粉 3 克、食用油适量

豌豆猪肝汤

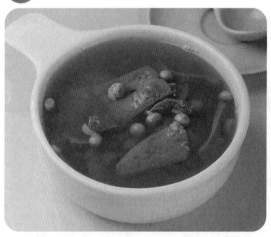

🍴 **做法**

1 处理干净的猪肝切开，再切成片。
2 把猪肝装入碗中，加入盐、料酒、水淀粉搅拌均匀，备用。
3 锅中注入适量清水烧开，放入备好的姜片，倒入豌豆，搅拌片刻。
4 加入盐、生抽，用大火略煮片刻。
5 倒入备好的猪肝，加入鸡粉、胡椒粉，搅拌片刻至食材入味，撇去汤中浮沫。
6 关火后盛出猪肝汤，装入碗中即可。

🌿 **材料**：猪肝 240 克、豌豆 80 克、姜片少许

🥄 **调料**：盐 2 克、生抽 3 毫升、鸡粉 2 克、料酒 4 毫升、水淀粉适量、胡椒粉适量

香蜜鹅肝

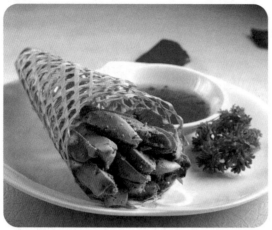

材料：鹅肝 200 克、酸梅酱适量

调料：盐 3 克、料酒 5 毫升、生抽 5 毫升、食用油适量

做法

1 洗净的鹅肝切开，去除油脂，切成厚片。
2 把鹅肝放入碗中，加入盐、料酒、生抽拌匀，腌渍 10 分钟至其入味，备用。
3 煎锅置于火上烧热，淋入食用油烧热。
4 放入鹅肝，用小火略煎片刻。
5 翻转鹅肝，煎至两面断生。
6 关火后盛出煎好的鹅肝。
7 备一个碗，倒入适量酸梅酱，鹅肝蘸着酱吃味道更好。

三色肝末

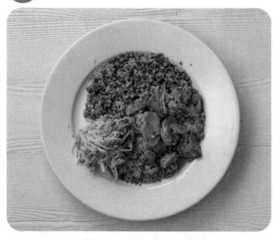

材料：猪肝 100 克、胡萝卜 60 克、西红柿 45 克、洋葱 30 克、菠菜 35 克

调料：盐少许、食用油少许

做法

1 洗好的洋葱切片，改切成粒，再剁碎；洗净去皮的胡萝卜切成薄片，改切成丝，再切成粒。
2 洗好的西红柿切片，改切成条，再切丁，剁碎；洗净的菠菜切碎。
3 处理好的猪肝切片，剁碎备用。
4 锅中注入适量清水烧开，加入食用油、盐，倒入切好的胡萝卜、洋葱、西红柿搅拌均匀。
5 放入切好的猪肝，搅拌均匀至其熟透。
6 撒上菠菜搅匀，用大火略煮至熟即可。

猪肺薏米粥

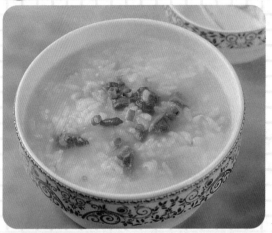

做法

1 将洗净的猪肺切开，改切条形，再切小块。

2 锅中注入适量清水烧热，倒入切好的猪肺，淋入料酒，用中火煮 5 分钟，氽去血水，撇去浮沫，捞出放入清水中洗净。

3 捞出洗净的猪肺，沥干水分，待用。

4 砂锅中注入适量清水烧热，倒入氽过水的猪肺，放入洗好的大米，倒入备好的薏米搅拌匀，盖上盖，烧开后用小火煮 45 分钟至食材熟透。

5 揭盖，放入洗净的枸杞拌匀。

6 关火后盛出煮好的粥，装入碗中，撒上葱花即可。

材料：水发大米 185 克、水发薏米 120 克、猪肺 80 克、枸杞少许、葱花少许

调料：料酒 4 毫升

 ## 莲子芡实饭

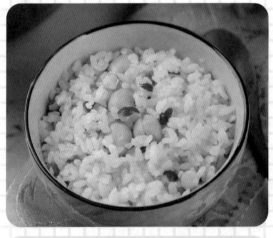

做法

1 砂锅置于火上，倒入备好的大米、莲子、芡实。

2 注入适量清水，将食材搅拌匀。

3 盖上盖，用小火焖 30 分钟至食材熟透。

4 关火后盛出煮好的莲子芡实饭，装入碗中即可。

材料：水发大米 250 克、水发莲子 50 克、水发芡实 40 克

小炒竹毛肚

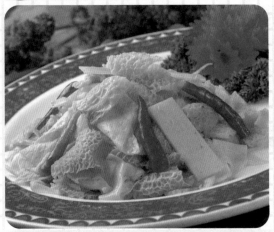

🍴**做法**

1 青椒、红椒切成长段，再对半切开。
2 竹笋切薄片。
3 毛肚处理干净后切成片。
4 鸡蛋打入碗中，搅散待用。
5 热锅注油，倒入鸡蛋液，煎成蛋皮，盛出放凉。
6 蛋皮切块待用。
7 热锅注油，倒入毛肚炒至熟软。
8 倒入竹笋、青椒、红椒、蛋皮炒匀。
9 加入盐、鸡粉、生抽炒匀调味。
10 关火，将炒好的食材盛入碗中即可。

🌾**材料**：青椒30克、红椒30克、鸡蛋2个、毛肚200克、竹笋80克

🥄**调料**：盐3克、鸡粉3克、生抽5毫升、食用油适量

香椿芝麻酱拌面

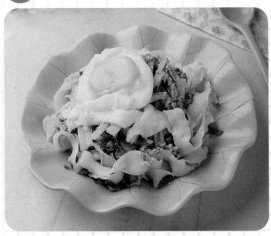

🍴**做法**

1 锅中注入适量清水烧开，放入洗净的香椿，焯煮至变软。
2 捞出香椿，沥干水分，切碎待用。
3 洗净的黄瓜切去头尾，切成粗丝。
4 将香椿装入碗中，加入蒜末，淋入芝麻油拌匀，待用。
5 把芝麻酱放入碟子里，加入盐、生抽，注入少许温开水搅散。
6 锅中注入适量清水烧开，放入切面，煮至熟软。捞出面条，放在凉开水中浸泡片刻。
7 锅中留面汤煮沸，打入鸡蛋，用中小火煮至其凝固，捞出待用。
8 取一个盘子，放入面条，再放入拌好的香椿。
9 倒入黄瓜丝，淋入拌好的芝麻酱，撒上白芝麻拌匀，摆上煮好的荷包蛋即可。

🌾**材料**：切面400克、鸡蛋1个、黄瓜1根、香椿85克、白芝麻适量、蒜末适量

🥄**调料**：盐2克、生抽7毫升、芝麻油适量、芝麻酱适量

猪血蘑菇汤

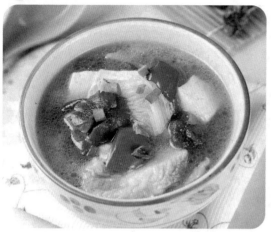

🌿材料：猪血150克、豆腐155克、白菜叶80克、水发榛蘑150克、高汤250毫升、姜片少许、葱花少许

🥄调料：盐2克、鸡粉2克、胡椒粉3克、食用油适量

🍴做法

1 洗净的豆腐切块。
2 处理好的猪血切小块。
3 用油起锅，倒入姜片爆香。
4 放入洗净的榛蘑炒匀。
5 倒入高汤、豆腐、猪血，加入盐拌匀。
6 放入洗净的白菜叶，加入鸡粉、胡椒粉，搅拌2分钟至入味。
7 关火后盛出煮好的汤，装入碗中，撒上葱花即可。

芡实大米粥

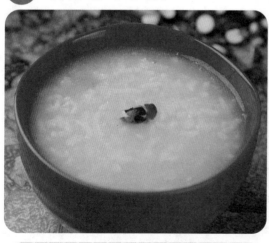

🌿材料：水发大米150克、水发芡实70克

🍴做法

1 砂锅中注入适量清水烧开，倒入备好的芡实，盖上盖，烧开后用小火煮10分钟至其变软。
2 揭盖，倒入备好的大米搅拌片刻。
3 再盖上盖，用小火续煮30分钟至大米完全熟软。
4 揭盖，持续搅拌片刻。
5 将煮好的粥盛入碗中即可。

豆腐四季豆碎米粥

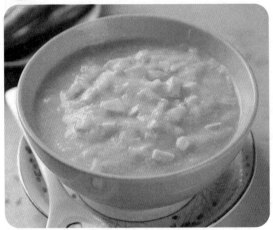

🥬**材料**：豆腐 85 克、四季豆 75 克、大米 65 克

🥄**调料**：盐少许

🍴做法

1 将洗好的豆腐切成丁。
2 择洗干净的四季豆切成段。
3 锅中注入适量清水烧开，放入四季豆，煮 2 分 30 秒至熟，沥干水分备用。
4 取榨汁机，选搅拌刀座组合，把四季豆放入杯中，倒入适量清水。
5 盖上盖，选择"搅拌"功能，榨取四季豆汁，倒入碗中待用。
6 再选择干磨刀座组合，将大米放入杯中，选择"干磨"功能，将大米磨成米碎。
7 把榨好的四季豆汁倒入汤锅中，调成中火，倒入米碎，用勺子持续搅拌 1 分 30 秒，煮成米糊。
8 加入豆腐拌匀，煮沸，放入盐拌匀调味即可。

韭菜豆渣饼

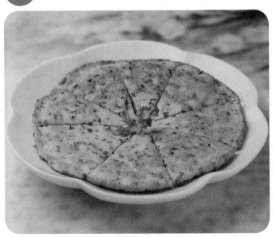

🥬**材料**：鸡蛋 120 克、韭菜 100 克、豆渣 90 克、玉米粉 5 克

🥄**调料**：盐 3 克、食用油适量

🍴做法

1 将洗净的韭菜切成粒。
2 用少许油起锅，倒入切好的韭菜，翻炒至断生。
3 放入备好的豆渣，炒香炒透，加入少许盐，炒匀调味。
4 关火后盛出炒好的食材，装入盘中待用。
5 鸡蛋打入碗中，加入盐，打散，再放入炒好的食材搅拌匀，撒上玉米粉调匀，制成豆渣饼面糊。
6 煎锅中注入食用油烧热，倒入调好的面糊，摊开、铺匀，用中火煎一小会儿。
7 翻转豆渣饼，再用小火煎 2 分钟至两面熟透、呈金黄色。
8 关火后盛出煎好的豆渣饼，分成小块摆盘即可。

夏季调养：清热解暑

夏季气温逐渐升高，并且达到一年中的最高峰，人体的阳气在这个时候也较为旺盛，因此夏季养生要注意顺应阳气的生长，饮食调养应遵循以下原则。

原则一：养护心脏

夏季是人体内新陈代谢最活跃的时候，加上夏季昼长夜短、天气炎热，不易入睡，睡眠时间也会比其他季节短，因此体内消耗的能量多，血液循环加快，流汗也多。这些因素决定了在夏季里心脏的负担明显加重，因此，夏季应注意保养心脏。夏天养心安神之品有茯苓、麦冬、莲子、百合、苦瓜、莲藕等。此外，还应多吃小米、玉米、豆类、鱼类、洋葱、土豆、冬瓜、苦瓜、芹菜、芦笋、南瓜、香蕉、苹果等。

原则二：饮食清淡，清热解暑

夏季闷热不堪，使人食欲不振，所以应选择清淡饮食，同时注意清心、消暑、解毒，避免暑毒。首先，饮食宜清淡，若进食肉类应以炖汤为主。其次，重视健脾养胃，多食易消化的食物。最后，宜多食清热消暑的食物和各种瓜果，如绿豆、西瓜、苦瓜、黄瓜、玉米、苹果、梨、甘蔗、银耳等，既可以解暑气，又可补充大量体液和矿物质。

原则三：适当吃些酸味食物

夏季气温很高，会让人食欲减退，在炎热的季节里，为了增进食欲，不妨多吃点带酸味的食物，健脾开胃，促进消化。西红柿、柠檬、草莓、乌梅、葡萄、山楂、菠萝、芒果、猕猴桃等均可生津解渴、健胃消食。

莴笋拌西红柿

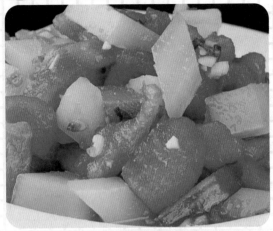

🌱**材料**：莴笋 150 克、西红柿 200 克、蒜末少许、葱花少许

🍶**调料**：盐 3 克、白糖 2 克

🍴**做法**

1 将去皮洗净的莴笋切条，改切成斜刀块。
2 锅中加入 2000 毫升清水，用大火烧开。
3 放入西红柿，烫煮 1 分钟至表皮变软，捞出待用。
4 把莴笋倒入锅中，煮 2 分钟至熟，捞出，沥干水分。
5 煮过的西红柿剥去外皮，切成瓣，再切成小块。
6 取一个干净的碗，倒入莴笋、西红柿，再倒入蒜末、葱花。
7 加入盐、白糖，用筷子拌匀，使其入味。
8 将拌好的食材装盘即可。

 ## 糖醋脆皮鱼

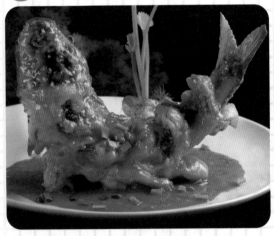

🌱**材料**：鲤鱼 300 克、蒜末适量、葱花适量

🍶**调料**：盐 3 克、白醋 5 毫升、白糖 3 克、生粉适量、水淀粉适量、番茄酱适量、食用油适量

🍴**做法**

1 洗净的鲤鱼切上花刀，备用。
2 鲤鱼表面均匀地滚上生粉。
3 热锅注油，烧至五六成热，将鲤鱼放到油锅中，用小火炸至两面熟透。
4 捞出鲤鱼，沥干油，装入盘中待用。
5 锅底留油，倒入蒜末爆香。
6 注入少许清水，加入盐、白醋、白糖搅拌匀，加入番茄酱拌匀。
7 淋入水淀粉，搅拌至汤汁浓稠。
8 关火后盛出汤汁，浇在鱼身上，点缀上葱花即可。

炒长豆角

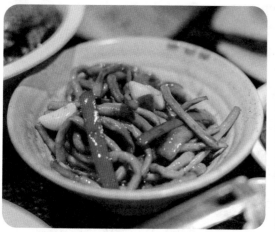

🥬**材料**：长豆角 300 克、青椒丝 20 克、红椒丝 20 克、蒜瓣适量

🥄**调料**：盐、鸡粉、蚝油、生抽、水淀粉、食用油各适量

🍴**做法**

1 长豆角择洗干净，切成长段。
2 锅中注水烧开，放入长豆角焯至断生，捞出沥水。
3 另起锅，注油烧热，放入蒜瓣爆香，放入青椒丝、红椒丝翻炒片刻。
4 再放入长豆角，翻炒至食材熟软。
5 加入盐、鸡粉炒匀，淋入生抽、蚝油，翻炒至入味。
6 淋入水淀粉勾芡即可。

 绿豆豆浆

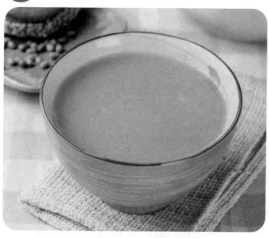

🥬**材料**：水发绿豆 100 克

🥄**调料**：白糖适量

🍴**做法**

1 将已浸泡 3 小时的绿豆倒入大碗中，加入适量清水，搓洗干净。
2 把洗净的绿豆倒入滤网，沥干水分，再倒入豆浆机中，加入适量清水，至水位线即可。
3 盖上豆浆机机头，选择"五谷"程序，再选择"开始"键，启动豆浆机。
4 待豆浆机运转 15 分钟，即成豆浆。
5 豆浆机断电，取下机头，把煮好的豆浆倒入滤网，滤去豆渣。
6 将豆浆倒入碗中，加入白糖，搅拌均匀至白糖溶化，待稍微放凉后即可饮用。

茭白炒鸡蛋

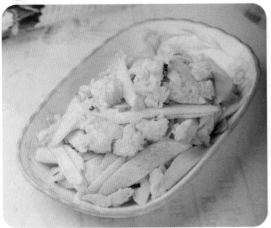

🌿**材料**：茭白200克、鸡蛋3个、葱花少许

🥄**调料**：盐3克、鸡粉3克、水淀粉适量、食用油适量

做法

1 洗净去皮的茭白对半切开，切成片。
2 鸡蛋打入碗中，加入少许盐、鸡粉。
3 用筷子将鸡蛋打散调匀。
4 锅中注入适量清水烧开，加入少许盐、食用油。
5 倒入切好的茭白，煮半分钟至其断生，捞出，沥干水分备用。
6 炒锅注油烧热，倒入蛋液，炒散炒熟，装入碗中待用。
7 锅底留油，倒入茭白，翻炒片刻。
8 放入盐、鸡粉炒匀调味。
9 倒入炒好的鸡蛋，略炒片刻。
10 加入葱花翻炒匀。
11 淋入水淀粉，快速翻炒均匀。
12 关火后盛出炒好的食材，装入盘中即可。

菠萝牛奶布丁

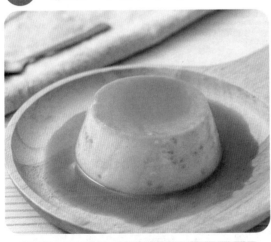

🌿**材料**：牛奶500毫升、细砂糖40克、香草粉10克、蛋黄2个、鸡蛋3个、菠萝果粒15克

🥄**工具**：量杯1个、搅拌器1个、筛网1个、布丁杯4个

做法

1 将锅置于火上，倒入牛奶，用小火煮热，加入细砂糖、香草粉，改大火，搅拌匀，关火后放凉。
2 将鸡蛋、蛋黄倒入容器中，用搅拌器拌匀。
3 把放凉的牛奶慢慢地倒入蛋液中，边倒边搅拌。
4 拌好的材料用筛网过筛两次。
5 过筛后的材料先倒入量杯中，再倒入布丁杯中，至八分满。
6 将布丁杯放入烤盘上，往烤盘上倒入适量清水。
7 将烤盘放入预热好的烤箱中，上、下火温度调为160℃，烤15分钟至熟。
8 取出烤好的牛奶布丁，放凉，撒入菠萝果粒装饰即可。

雪梨苹果山楂汤

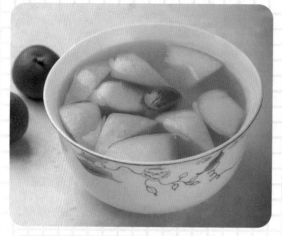

🌱**材料**：苹果 100 克、雪梨 90 克、山楂 80 克

🥄**调料**：冰糖 40 克

🍴 做法

1 洗净的雪梨去核，切小瓣，再切成块。

2 洗好的苹果切瓣，去核，再切成块。

3 洗净的山楂去除头尾，对半切开，去核，再切成小块。

4 砂锅中注入适量清水烧开，倒入切好的食材搅拌匀，用大火煮沸，再盖上盖，转小火煮 3 分钟至食材熟软。

5 揭盖，倒入冰糖搅拌匀，用中火续煮至冰糖完全溶化。

6 关火后盛出煮好的汤，装入汤碗中即可。

 ## 扁豆薏米冬瓜粥

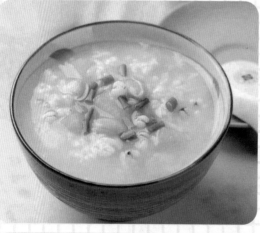

🌱**材料**：水发大米 200 克、水发白扁豆 80 克、水发薏米 100 克、冬瓜 50 克、葱花少许

🥄**调料**：盐 2 克、鸡粉 3 克

🍴 做法

1 洗净去皮的冬瓜切成小块。

2 砂锅中注入适量清水，倒入备好的扁豆、薏米、大米。

3 盖上盖，用大火煮开后转小火煮 1 小时至食材熟透。

4 揭盖，放入冬瓜，再次盖上盖，续煮 15 分钟。

5 揭盖，放入盐、鸡粉拌匀调味。

6 关火后盛出煮好的粥，装入碗中，撒上葱花即可。

苦瓜花甲汤

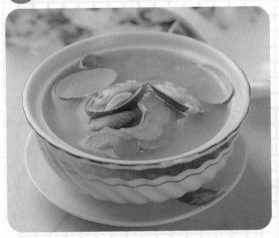

🌱**材料**：花甲 250 克、苦瓜 300 克、姜片少许、葱段少许

🥄**调料**：盐 2 克、鸡粉 2 克、胡椒粉 2 克、食用油适量

🍴**做法**
1 锅中注入食用油，放入姜片、葱段爆香。
2 倒入洗净的花甲，翻炒均匀。
3 加入适量清水，煮 2 分钟至沸腾。
4 倒入洗净切好的苦瓜，续煮 3 分钟。
5 加入鸡粉、盐、胡椒粉，拌匀调味。
6 盛出煮好的汤，装入碗中即可。

 # 黑枣苹果奶昔

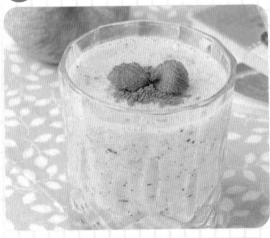

🌱**材料**：苹果 80 克、黑枣 40 克、牛奶 80 毫升、酸奶 100 毫升

🥄**调料**：肉桂粉 20 克

🍴**做法**
1 洗净的黑枣切开，去核，切小块。
2 洗净的苹果切瓣，去皮去核，切成块。
3 将苹果块和黑枣块倒入榨汁机中，倒入牛奶和酸奶。
4 盖上盖，启动榨汁机，榨 30 秒制成奶昔。
5 断电后揭开盖，将奶昔倒入杯中，放上肉桂粉即可。

黄瓜汁

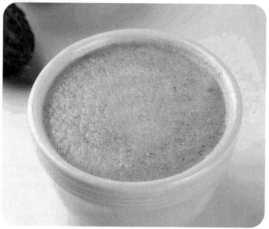

🍴 做法

1 洗净的黄瓜去皮，切小块。
2 取备好的榨汁机，倒入黄瓜块，加入蜂蜜，注入适量纯净水。
3 盖好盖，选择"榨汁"功能，榨取蔬菜汁。
4 断电后滤出黄瓜汁，装入杯中即可。

🥬 **材料**：黄瓜 140 克

🥄 **调料**：蜂蜜 25 克

 # 翠衣香蕉茶

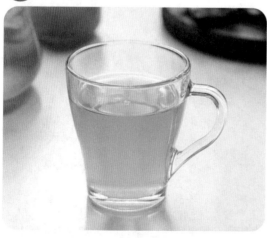

🍴 做法

1 处理好的西瓜皮削去绿色表皮，切成片。
2 香蕉剥皮，果肉切成小段。
3 砂锅中注入适量清水，大火烧热，倒入西瓜皮、香蕉，搅拌片刻。
4 盖上盖，大火煮 30 分钟至食材熟软。
5 揭盖，倒入冰糖搅拌匀，盖上盖，续煮 15 分钟至冰糖完全溶化。
6 揭盖，持续搅拌片刻，关火后将煮好的茶装入碗中即可。

🥬 **材料**：香蕉 200 克、西瓜皮 100 克

🥄 **调料**：冰糖适量

小炒水果黄瓜

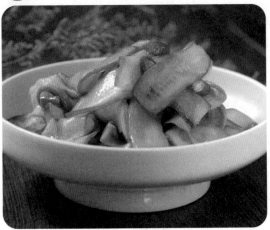

🍶**材料**：小米椒 10 克、水果黄瓜 200 克、蒜末少许

🥣**调料**：盐 3 克、鸡粉 3 克、生抽 5 毫升、食用油适量

🍴**做法**

1 水果黄瓜切薄片。
2 小米椒切圈。
3 热锅注油，倒入蒜末爆香。
4 倒入黄瓜片炒至断生。
5 倒入小米椒炒匀，加入盐、鸡粉、生抽，炒匀调味。
6 关火后将食材盛入碗中即可。

 ## 甘蔗茯苓瘦肉汤

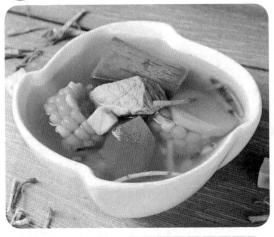

🍶**材料**：瘦肉 200 克、甘蔗段 120 克、茯苓 20 克、茅根 12 克、胡萝卜 80 克、玉米 100 克、姜片少许

🥣**调料**：盐 2 克

🍴**做法**

1 去皮洗净的胡萝卜切滚刀块。
2 洗好的玉米斩成小件。
3 洗净的瘦肉切大块。
4 锅中注入适量清水烧开，倒入瘦肉块，汆煮 1 分钟，去除血渍后捞出，沥干水分待用。
5 砂锅中注入适量清水烧热，倒入汆过水的瘦肉块，放入切好的玉米、胡萝卜，撒上姜片，倒入备好的茯苓、茅根，放入洗净的甘蔗段，盖上盖，烧开后转小火煮 2 小时至食材熟透。
6 揭盖，加入盐拌匀，略煮至汤汁入味即可。

西瓜沙拉

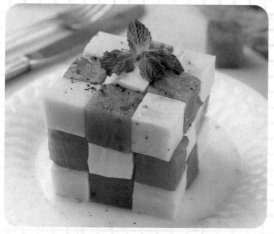

做法
1 将西瓜切成长条块，把果肉切成小正方体。
2 将起司切成厚块，改切成小正方体。
3 将起司块和西瓜块堆成魔方形状。
4 淋入橄榄油，撒上黑胡椒粉，再挤上柠檬汁即可。

材料： 西瓜半个、起司 1 块、柠檬半个
调料： 橄榄油 20 毫升、黑胡椒粉 1 克

 核桃姜醋

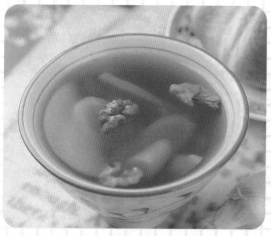

做法
1 将洗净的嫩姜切斜刀片。
2 砂锅置旺火上，倒入备好的红米醋，放入姜片，倒入洗净的核桃仁，搅拌匀。
3 盖上盖，烧开后用小火煮 20 分钟至食材熟透。
4 揭盖，搅拌片刻。
5 关火后盛出煮好的汤汁，装入碗中即可。

材料： 嫩姜 65 克、核桃仁 12 克、红米醋 450 毫升

苹果西红柿汁

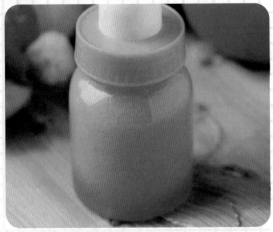

做法

1 将洗净的苹果切开，去核去皮，切小瓣，改切成丁备用。
2 洗好的西红柿切开，去除蒂部，切小瓣，改切成丁待用。
3 取榨汁机，选择搅拌刀座组合，倒入切好的西红柿、苹果，注入少许温开水，加入白糖。
4 盖上盖，选择"榨汁"功能，榨取蔬果汁。
5 断电后将榨好的蔬果汁倒出即可。

材料： 苹果35克、西红柿60克

调料： 白糖适量

莲子百合汤

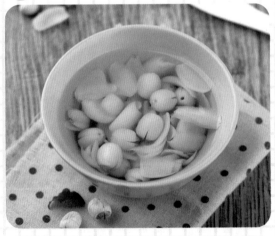

做法

1 洗净的莲子去心，洗净的鲜百合掰成瓣。
2 锅中注水烧开，倒入莲子，加盖，焖煮至熟透。
3 揭盖，加入白糖拌匀，再加入洗净的百合煮沸。
4 将煮好的食材盛入汤盅，放入已预热好的蒸锅中，盖上盖，用慢火蒸30分钟即可。

材料： 鲜百合35克、水发莲子50克

调料： 白糖适量

秋季饮食调养

秋季是从夏季向冬季过渡的季节，气温逐渐下降，中秋之后天气干燥，易出现口渴、咽干、唇燥、皮肤干涩等"秋燥病"，应多吃水果，多喝粥品、汤水润燥。秋天的饮食调养遵循以下原则。

原则一：养肺润肺，滋阴润燥

根据五行学说，五脏中的肺对应自然界的秋季，肺主皮毛，开窍于鼻。所以，外感燥邪多从肌肤、口鼻而入，其病常从肺开始。因此，秋令时节应注意滋养肺脏，防止秋燥伤肺。在饮食调养方面，要多吃些滋阴润燥的食物，以防秋燥伤阴。秋季的时令蔬果，如莲藕、梨、山药、白萝卜等有很好的防燥润肺功能。另外，粥能和胃健脾，润肺生津，养阴清燥。在煮粥时，适当加入梨、白萝卜、芝麻等食材，具有益肺润燥之功效。

原则二：少辛多酸

秋天燥邪为盛，最易伤肺阴，可以通过食疗达到生津润肺、补益肺气之功，故饮食应以"少辛增酸"为原则。从营养学角度来讲，秋季可多食芝麻、梨、蜂蜜、马蹄、银耳、莲子、白萝卜、葡萄、百合、乳制品等食物，多吃酸味的水果，如石榴、葡萄、山楂等。

原则三：调和肝脾，颐养胃气

秋季调养还应注意调和肝脾。立秋后，一些人容易产生凄凉、苦闷之感，诱发消极情绪，宜食用养心安神、解郁疏肝的食物，如核桃、鱼类、猕猴桃、金针菇、香菇等。由于肝气容易犯脾，肝郁不舒易导致饮食不佳甚至毫无食欲，所以宜选用调和肝脾的食物，如山楂、山药等。

水豆豉拌脆萝卜

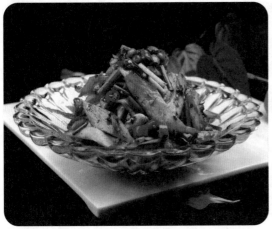

材料： 小米椒 30 克、白萝卜 150 克、水豆豉 20 克、葱段适量

调料： 盐 3 克、鸡粉 3 克、生抽 5 毫升、香油适量

做法

1 白萝卜切长片。
2 小米椒切圈。
3 锅内注入适量清水，倒入白萝卜片，稍煮片刻即可捞出，放凉待用。
4 备好碗，倒入水豆豉、小米椒，加入盐、鸡粉、生抽、香油拌匀，做成酱汁。
5 取一碗，倒入白萝卜片、酱汁、葱段，拌匀即可。

 # 蜜枣枇杷雪梨汤

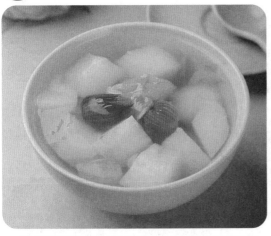

材料： 雪梨 240 克、枇杷 100 克、蜜枣 35 克

调料： 冰糖 30 克

做法

1 洗净去皮的雪梨切瓣，去核，把果肉切成小块。
2 洗好的枇杷切去头尾，去除果皮果核，把果肉切成小块。
3 将蜜枣对半切开。
4 砂锅中注入适量清水烧热，放入蜜枣、枇杷、雪梨。
5 盖上盖，烧开后用小火煮 20 分钟。
6 揭盖，倒入冰糖搅拌匀，用大火煮至冰糖溶化。
7 关火后盛出煮好的雪梨汤即可。

土豆稀饭

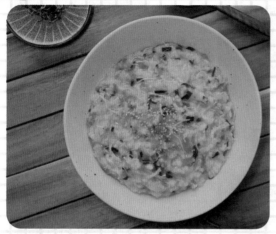

🌿**材料：**土豆 70 克、胡萝卜 65 克、菠菜 30 克、稀饭 160 克

🥣**调料：**食用油少许

🍴 **做法**

1 锅中注入适量清水烧开，倒入菠菜，煮至变软。
2 捞出焯煮好的菠菜，沥干水分，放凉后切碎待用。
3 洗净去皮的土豆切薄片，再切成细丝，改切成粒。
4 洗好的胡萝卜去皮切片，再切细丝，改切成粒。
5 煎锅置于火上，倒入食用油烧热，放入土豆、胡萝卜，炒匀炒香。
6 注入适量清水，倒入稀饭，放入切好的菠菜拌匀。
7 用大火略煮片刻，至食材熟透即可。

双椒炒拐肉

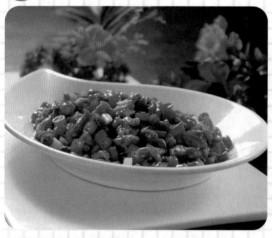

🌿**材料：**猪拐肉 200 克、红椒 50 克、青椒 50 克、葱白适量、蒜末适量

🥣**调料：**盐 3 克、鸡粉 3 克、生抽 5 毫升、食用油适量

🍴 **做法**

1 猪拐肉切小块。
2 青椒切圈，红椒切圈，葱白切小段。
3 热锅注油，倒入蒜末、葱白爆香。
4 倒入猪拐肉，炒至转色。
5 倒入红椒、青椒，翻炒匀。
6 加入盐、鸡粉、生抽，炒匀调味。
7 关火后将炒好的食材盛入碗中即可。

金针菇海带虾仁汤

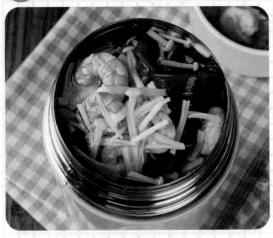

🍃**材料：** 虾仁 50 克、金针菇 30 克、海带结 40 克、高汤 800 毫升、姜丝适量

🥣**调料：** 盐 2 克

🍴**做法**

1 洗净的金针菇切去根部，切段待用。

2 高汤倒入汤锅中，大火煮沸，转小火蓄热。

3 备好焖烧罐，放入海带结、虾仁，注入开水至八分满。

4 盖上盖，摇晃片刻，预热 1 分钟。

5 揭盖，将水沥去，放入金针菇，加入姜丝，再倒入煮沸的高汤至七分满。

6 再次盖上盖，摇晃片刻，闷 1 小时。

7 待时间到揭盖，加入盐搅拌片刻。

8 将闷好的汤盛入碗中即可。

 枇杷二米粥

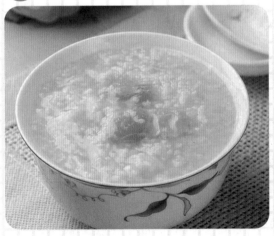

🍴**做法**

1 洗净的枇杷切去头尾，去皮去核，将果肉切成小块。

2 砂锅中注入适量清水烧开，倒入枇杷，放入洗好的小米、大米，拌匀。

3 盖上盖，烧开后小火煮 30 分钟至食材熟透。

4 揭盖，搅拌均匀，关火后盛出煮好的粥即可。

🍃**材料：** 水发大米 140 克、水发小米 80 克、枇杷 100 克

酸菜鱼

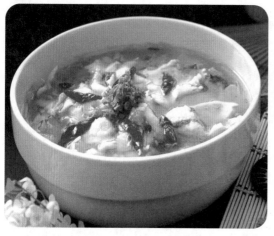

🍳 **材料：** 酸菜 90 克、草鱼 400 克、红椒 20 克、葱花适量、姜丝适量

🥄 **调料：** 盐 3 克、鸡粉 3 克、胡椒粉 5 克、水淀粉适量、食用油适量

🍴 **做法**

1 洗净的酸菜切成段，红椒切小片。
2 洗好的草鱼肉切斜刀片。
3 把鱼片装入碗中，加入少许盐、鸡粉、胡椒粉、水淀粉拌匀。
4 再倒入食用油，腌渍 5 分钟至入味。
5 锅中倒入适量清水烧开，放入食用油。
6 放入切好的酸菜，略煮片刻，放入姜丝、红椒，盖上盖，煮 1 分钟。
7 揭盖，放入鱼片拌匀，煮 1 分钟至熟。
8 放入葱花，再加入盐、鸡粉调味。
9 把煮好的酸菜鱼盛入汤碗中即可。

 外婆焖锅饭

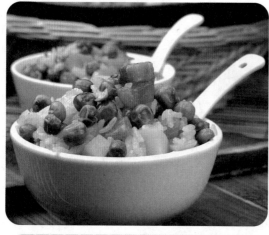

🍳 **材料：** 豌豆 80 克、土豆 90 克、胡萝卜 90 克、大米 200 克

🥄 **调料：** 生抽 5 毫升

🍴 **做法**

1 洗净的土豆去皮切丁。
2 洗净的胡萝卜去皮切丁。
3 往蒸碗中倒入洗好的大米，放入洗净的豌豆、土豆丁、胡萝卜丁拌匀。
4 备好电饭锅，放入蒸碗焖煮 25 分钟。
5 揭盖，加入生抽拌匀调味。
6 将煮好的米饭盛入小碗中即可。

雪梨枇杷汁

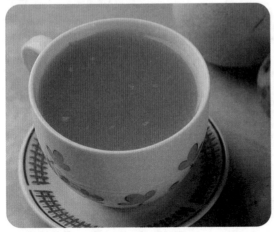

材料： 雪梨300克、枇杷60克

做法

1 洗净的枇杷切去头尾，去皮去核，将果肉切成小块。
2 洗好去皮的雪梨切开去核，把果肉切成小块。
3 取榨汁机，选择搅拌刀座组合，倒入切好的雪梨、枇杷，注入适量纯净水。
4 盖上盖，选择"榨汁"功能，榨取果汁。
5 断电后倒出果汁，装入杯中即可。

 # 小炒猪肝

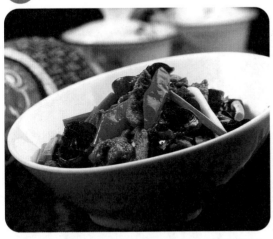

材料： 水发木耳80克、猪肝200克、红椒50克、蒜末适量、葱段适量

调料： 盐3克、鸡粉3克、生抽5毫升、水淀粉适量、食用油适量

做法

1 水发木耳切块，红椒切块。
2 处理干净的猪肝切片。
3 热锅注油，倒入蒜末爆香。
4 倒入猪肝炒至转色，倒入木耳、红椒炒至断生。
5 倒入葱段炒匀。
6 加入盐、鸡粉、生抽，炒匀调味。
7 注入适量清水煮沸，淋入水淀粉勾芡。
8 关火后将食材盛入碗中即可。

南瓜山药杂粮粥

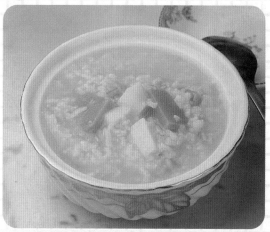

🌱**材料**：水发大米 95 克、玉米糁 65 克、水发糙米 120 克、水发燕麦 140 克、山药 125 克、南瓜 110 克

🍴**做法**

1 将洗净去皮的山药切开，再切条形，改切小块。
2 洗好的南瓜去皮，切厚片，改切小块。
3 砂锅中注入适量清水烧开，倒入洗净的糙米、大米、燕麦，盖上盖，烧开后用小火煮 60 分钟至米粒变软。
4 揭盖，倒入切好的南瓜和山药搅匀。
5 再倒入备好的玉米糁，搅拌一会儿使其散开，盖上盖，用小火续煮 20 分钟至食材熟透。
6 揭盖，搅拌片刻，关火后盛出煮好的杂粮粥，装入碗中，稍稍冷却后即可食用。

 ## 薏米白菜汤

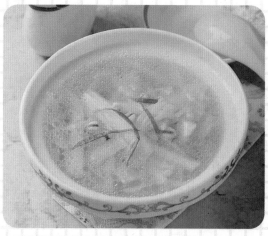

🌱**材料**：白菜 140 克、薏米 150 克、姜丝少许、葱丝少许

🥄**调料**：盐 2 克、鸡粉 2 克、食用油少许

🍴**做法**

1 洗好的白菜切去根部，再切段，改切成粗丝。
2 砂锅置于火上，倒入食用油烧热。
3 放入姜丝、葱丝炒匀。
4 注入适量清水，倒入薏米拌匀。
5 盖上盖，烧开后用小火煮 30 分钟。
6 揭盖，放入白菜拌匀。
7 再次盖上盖，用小火煮 6 分钟至食材熟透。
8 揭盖，加入盐、鸡粉，拌匀调味即可。

山楂麦芽益食汤

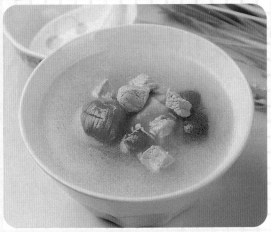

🌿**材料**：猪肉 200 克、山楂 8 克、山药 5 克、水发麦芽 5 克、蜜枣 3 克、陈皮 2 克、高汤 500 毫升

🥄**调料**：盐 2 克

🍴 **做法**

1 锅中注水烧开，放入洗净切好的猪肉，汆至变色。
2 捞出猪肉，过冷水，装盘待用。
3 锅中注入高汤烧开，倒入汆煮好的猪肉，放入洗净去籽的山楂，加入洗好的麦芽、山药、蜜枣、陈皮，搅拌均匀。
4 盖上盖，烧开后转小火煮 1 ~ 2 小时至食材熟透。
5 揭盖，加盐调味，拌煮片刻至食材入味。
6 关火后盛出煮好的汤，装入碗中即可。

 黑米莲子糕

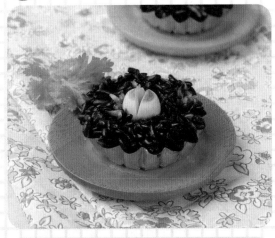

🌿**材料**：水发黑米 100 克、水发糯米 50 克、莲子适量

🥄**调料**：白糖 20 克

🍴 **做法**

1 备一个碗，倒入黑米、糯米、白糖拌匀。
2 将拌好的食材倒入模具中，再摆上莲子。
3 将剩余的食材依次倒入模具中。
4 电蒸锅注水烧开上汽，放入米糕。
5 盖上盖，调转旋钮定时 30 分钟。
6 待 30 分钟后揭盖，将米糕取出即可。

冬季饮食调养

从自然界万物生长规律来看，冬季是一年中闭藏的季节，人体新陈代谢较缓慢，阴精阳气均处于藏伏之中，人体表现为"内动外静"的状态，此时应注意保存阳气，养精蓄锐，调养以补肾、补气、养血为主。

原则一：养肾藏精

肾是藏精纳气的脏器，与冬季契合，所以中医向来强调冬天养护身体重在养肾，可以起到事半功倍的效果。在冬季的日常膳食中要温补肾阳，一是多食禽蛋、鱼类、豆类等富含蛋白质的食物；二是多食羊肉、狗肉、生姜等温热性食物；三是多饮热汤，以祛寒暖胃。黑豆、黑米、黑芝麻、黑枣、香菇、红枣、花生、枸杞等食物均有很好的补肾养精的功效。

原则二：健胃益脾

中医认为冬季是饮食进补的最好季节，民间有"冬天进补，开春大虎"的谚语。而脾胃为后天之本、气血生化之源，对食物进行接纳消化。冬季进补的同时应注意健胃益脾。因此，饮食方面应注意营养的全面搭配，应选用补而不燥、防燥不腻、易消化吸收的平补之品，如白萝卜、南瓜、扁豆、山药、桂圆、黑芝麻、红枣、核桃等。

原则三：补阳气，宜适当吃点甘寒食品

"寒"是冬季气候的主要特点，饮食应以补阳为主，宜多吃些能增强人体御寒能力的食物，如羊肉、狗肉、牛肉、海带、牡蛎等。散寒助阳的温性食物含热量较高，食用后体内容易积热，可选一些甘寒食品来压住干燥之气，如兔肉、鸭肉、鸡肉、芝麻、银耳、莲子、百合、白菜等。

石斛鸭汤

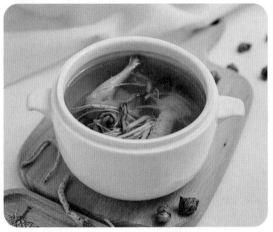

🌿**材料**：鸭子半只、石斛 10 克、党参 10 克、姜片少许

🍶**调料**：盐 3 克、料酒少许

🍴**做法**

1 鸭子处理干净，剁成大块。
2 锅中注水烧开，淋入料酒，放入鸭块、姜片，汆去血水。
3 捞出汆好的鸭块，过凉水待用。
4 砂锅中注入适量清水，放入鸭块，再放入洗净的党参和石斛拌匀。
5 盖上盖，小火煲 1 小时至药材析出有效成分。
6 揭盖，放入盐，拌匀调味即可。

 土豆烧牛腩

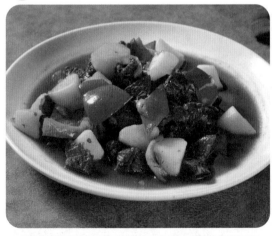

🌿**材料**：土豆 200 克、牛腩 100 克、红椒 80 克、青椒 50 克、蒜末适量

🍶**调料**：盐 3 克、鸡粉 3 克、生抽 5 毫升、食用油适量

🍴**做法**

1 土豆去皮，切块。
2 红椒、青椒切块。
3 牛腩切块。
4 热锅注油，倒入蒜末爆香。
5 倒入牛腩炒至转色，倒入土豆、红椒、青椒炒匀。
6 注入适量清水，加盖煮 10 分钟。
7 揭盖，加入盐、鸡粉、生抽，拌匀调味。
8 关火后将煮好的食材盛入碗中即可。

双豆烧仔鹅

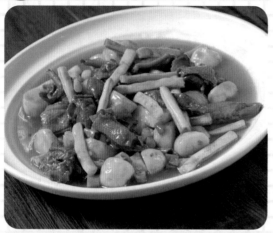

材料： 四季豆 100 克、板栗肉 100 克、鹅肉 300 克、青椒 80 克、小米椒 50 克

调料： 盐 3 克、鸡粉 3 克、生抽 5 毫升、食用油适量

做法

1 青椒切圈，小米椒切圈，四季豆切成长段。
2 鹅肉切块，板栗肉对半切开。
3 热锅注油，倒入小米椒爆香。
4 倒入鹅肉炒至转色。
5 倒入四季豆、板栗肉、青椒拌匀，加入适量清水，加盖，中火煮 30 分钟。
6 揭盖，加入盐、鸡粉、生抽拌匀，煮至入味即可。

 ## 黑芝麻牛奶粥

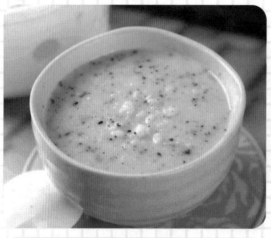

材料： 熟黑芝麻粉 15 克、水发大米 200 克、牛奶 200 毫升

调料： 白糖 5 克

做法

1 砂锅中注入适量清水，倒入洗净的大米，盖上盖，用大火煮开后转小火续煮 30 分钟至大米熟软。
2 揭盖，倒入牛奶拌匀。
3 再次盖上盖，用小火续煮 2 分钟至沸。
4 揭盖，倒入熟黑芝麻粉拌匀。
5 加入白糖拌匀，稍煮片刻。
6 关火后盛出煮好的粥，装在碗中即可。

爽口木耳

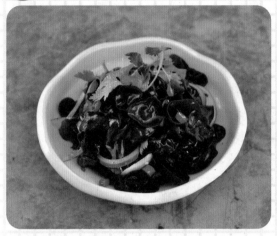

做法

1 洋葱切丝，小米椒切小段，香菜切长段。
2 锅内注入适量清水，倒入木耳、洋葱，煮至断生后捞出，沥水待用。
3 备好碗，加入盐、鸡粉、生抽拌匀，做成酱汁。
4 另取一碗，倒入木耳、洋葱、香菜、小米椒，倒入酱汁拌匀即可。

材料：水发木耳 80 克、洋葱 50 克、香菜适量、小米椒少许

调料：盐 3 克、鸡粉 3 克、生抽 5 毫升

 # 小炒黑山羊

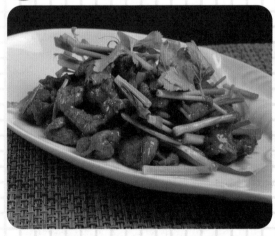

做法

1 山羊肉切块，红椒切丝。
2 备好碗，倒入羊肉，加入盐、鸡粉、生抽拌匀，腌渍 10 分钟。
3 热锅注油，倒入蒜末爆香。
4 倒入羊肉炒至转色。
5 倒入葱段、红椒丝，翻炒至熟软。
6 淋入水淀粉勾芡，将炒好的食材盛入盘中即可。

材料：山羊肉 200 克、红椒 80 克、葱段适量、蒜末适量

调料：盐 3 克、鸡粉 3 克、生抽 5 毫升、水淀粉适量、食用油适量

小麦排骨汤

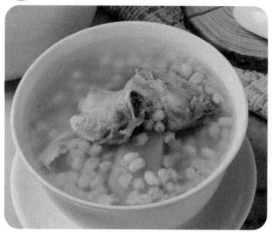

材料：排骨500克、水发小麦280克、姜片少许

调料：盐3克、鸡粉2克

做法

1 锅中注入适量清水烧开，倒入备好的排骨，汆去血水。
2 将汆好的排骨捞出，沥干水分待用。
3 砂锅中注入适量清水，大火烧热，倒入排骨、小麦、姜片，搅拌片刻。
4 盖上盖，煮开后转小火煲1小时至食材熟软。
5 揭盖，加入盐、鸡粉，搅匀调味。
6 将煮好的汤盛入碗中即可。

 # 香酥土豆饼

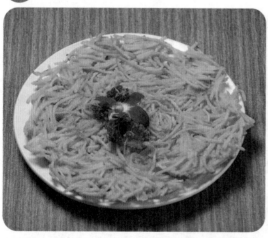

材料：土豆200克、面粉50克、葱花适量、鸡蛋1个

调料：盐3克、鸡粉3克、芝麻油适量、食用油适量

做法

1 洗净去皮的土豆切片，再切成丝。
2 鸡蛋打入碗中，打散备用。
3 锅中注入适量清水烧开，放入少许盐，倒入土豆丝焯至断生。
4 将焯好的土豆丝捞出，沥干水分待用。
5 将土豆丝装入碗中，倒入蛋液，放入盐、鸡粉，加入葱花搅拌匀。
6 放入面粉，搅拌匀。
7 淋入芝麻油拌匀，制成面糊。
8 将面糊做成若干面饼生坯待用。
9 热锅注油，放入面饼生坯，炸至两面呈微黄色，捞出摆放在盘中即可。

牛肉海带碎米糊

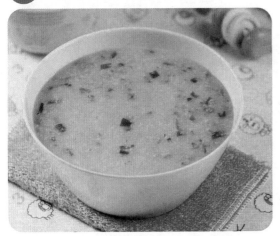

🌿**材料**：牛肉45克、小油菜60克、海带70克、大米65克

🥄**调料**：盐2克

🍴做法

1 将洗净的小油菜对半切开，切粗丝，再切成粒。

2 洗好的海带切细条，再切成粒。

3 洗净的牛肉切片，剁成肉末。

4 取榨汁机，选干磨刀座组合，放入洗净沥干的大米，盖紧盖子，通电后选择"干磨"功能，磨成米粉。

5 断电后将磨好的米粉盛入小碗中，待用。

6 汤锅中注入适量清水烧热，倒入磨好的米粉，搅拌匀，使其溶于热水中。

7 再倒入切好的海带，放入牛肉末，搅拌一会儿，至牛肉断生，转用中火煮干水分，制成米糊。

8 调入盐拌匀，再撒上切好的小油菜，继续搅动，续煮至全部食材熟透即可。

藤椒三样

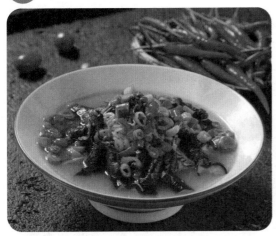

🌿**材料**：黑鸡爪100克、毛肚90克、鸡胗90克、青椒50克、小米椒50克、蒜末适量

🥄**调料**：藤椒适量、盐3克、鸡粉3克、生抽5毫升、食用油适量

🍴做法

1 洗净的黑鸡爪对半切开，洗净的毛肚切丝，处理干净的鸡胗切块。

2 青椒切圈，小米椒切圈。

3 锅内注水烧开，倒入鸡爪、鸡胗、毛肚，焯至熟软后捞出，沥干水分待用。

4 热锅注油，倒入蒜末、藤椒爆香。

5 倒入鸡爪、毛肚、鸡胗炒香。

6 倒入青椒、小米椒炒匀。

7 注入适量清水煮沸。

8 加入盐、鸡粉、生抽，拌匀调味。

9 将煮好的食材盛入碗中即可。

大米南瓜粥

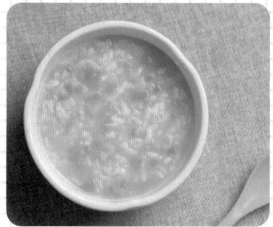

做法

1 将南瓜清洗干净,去皮,切成碎粒。
2 将大米清洗干净,放入锅中,再加入 400 毫升水,盖上盖,中火烧开后转小火续煮 20 分钟。
3 揭盖,放入切好的南瓜粒,小火再煮 10 分钟至南瓜软烂即可。

材料：南瓜 50 克、大米 50 克

蜂蜜核桃豆浆

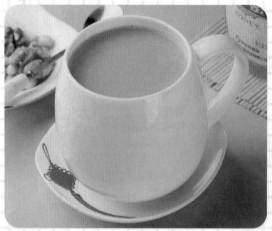

做法

1 把已浸泡 8 小时的黄豆、核桃仁倒入豆浆机中,注入适量清水。
2 加入蜂蜜,盖上豆浆机机头,选择"五谷"程序,再选择"开始"键,开始打浆。
3 待豆浆机运转 15 分钟即成豆浆。
4 豆浆机断电,取下机头,把煮好的豆浆倒入滤网,用汤匙搅拌,滤取豆浆。
5 将豆浆倒入杯中,放入白糖,搅拌均匀至其溶化,待稍微放凉后即可饮用。

材料：水发黄豆 60 克、核桃仁 10 克

调料：白糖适量、蜂蜜适量

香菜鲤鱼

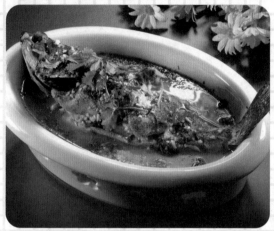

🌾**材料：** 鲤鱼 1 条、香菜 50 克、红椒少许、蒜末适量、姜末适量

🍶**调料：** 盐 5 克、鸡粉 5 克、料酒 10 毫升、食用油适量

🍴**做法**

1 鲤鱼去鳞、去鳃、去肠肚，洗净擦干。

2 洗净的香菜切碎，洗净的红椒切圈。

3 热锅注油烧至七成热，滑入鲤鱼，煎至两面微黄。

4 加入 800 毫升水，淋入料酒，放入蒜末、姜末，盖上盖，小火煮 30 分钟。

5 揭盖，放入红椒圈、香菜末，拌匀。

6 加入盐、鸡粉，拌匀，略煮入味即可。

 银耳枸杞羹

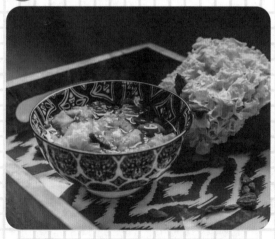

🌾**材料：** 水发银耳 100 克、桂圆肉 20 克、枸杞 20 克

🍶**调料：** 冰糖适量

🍴**做法**

1 水发银耳切去黄色根部，切成块。

2 砂锅中注入适量清水，放入银耳、桂圆肉、枸杞。

3 盖上盖，大火煮开后转小火煮 30 分钟至食材熟软。

4 揭盖，放入冰糖，拌煮至冰糖完全溶化即可。

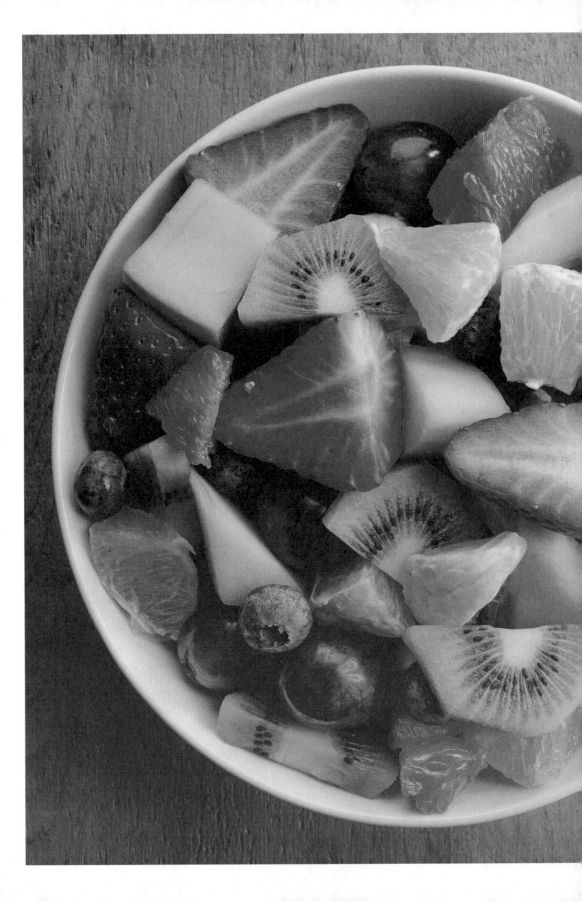

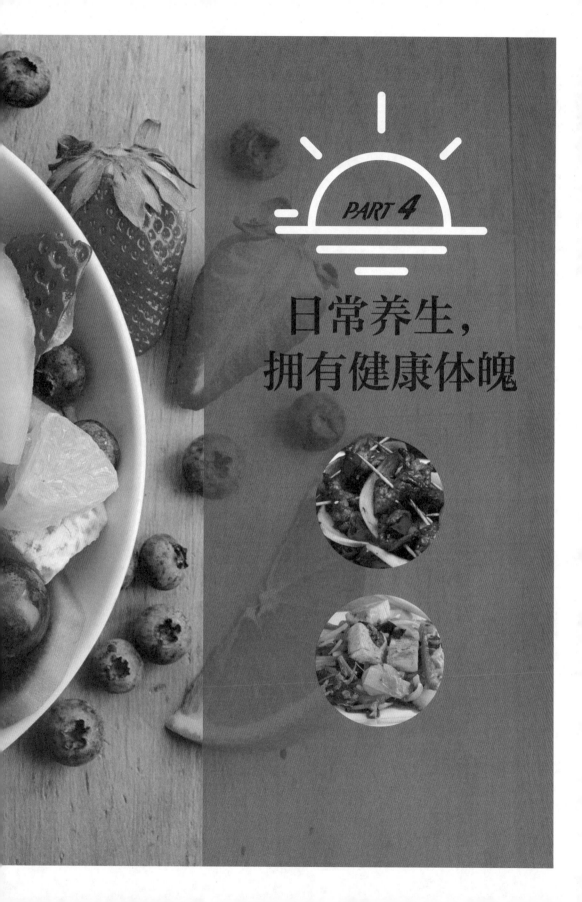

PART 4

日常养生，
拥有健康体魄

健胃消食

　　人们的生活水平越来越高，不管大人还是孩子，都容易吃多，经常饱食导致食物堆积在肠胃里，感觉肚子不舒服，甚至出现早饱、食欲下降、呕吐、恶心、排气增多、便秘等现象。一般来说，消化不良不会对身体产生危害，但是长期不进行调养的话，很有可能演变成其他的肠胃疾病。因此，生活中我们要保护好肠胃，增强胃的消化功能，出现消化不良的症状时多吃一些健胃消食的食物，如陈皮、山楂、菠萝、雪梨、苹果、橙子、橘子、西柚、柠檬、百香果、花菜、芹菜、南瓜、西红柿、白萝卜等。

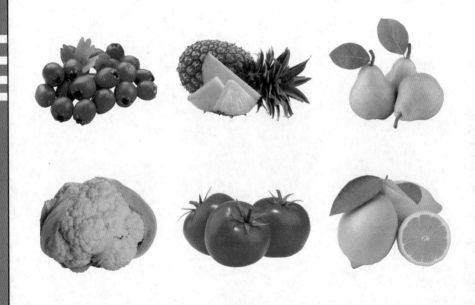

陈皮大米粥

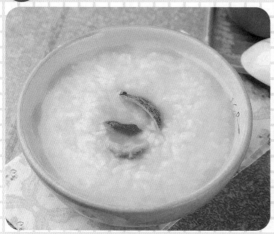

做法

1 砂锅中注入适量清水，用大火烧热。
2 放入备好的陈皮，倒入洗好的大米搅拌均匀。
3 盖上盖，用大火烧开后转小火煮30分钟至大米熟软。
4 揭盖，持续搅拌一会儿。
5 关火后盛出煮好的粥，装入碗中即可。

材料：水发大米120克、陈皮5克

 苕粉酸菜

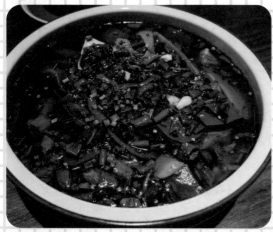

做法

1 酸菜切碎。
2 所有鸡杂清洗干净，切块。
3 锅内注入适量清水煮沸，放入苕粉煮至熟软后捞出，盛入碗中，淋上适量汤汁待用。
4 另起锅，注油烧热，倒入蒜末爆香。
5 倒入鸡杂炒香。
6 倒入酸菜炒匀，加入盐、鸡粉、生抽炒匀调味。
7 将锅中炒好的食材捞出，盖在苕粉上，撒上香菜即可。

材料：鸡胗90克、鸡心90克、鸡肝80克、鸡肠80克、酸菜130克、香菜适量、蒜末适量、苕粉500克

调料：盐3克、鸡粉3克、生抽5毫升、食用油适量

内金山楂煮瘦肉

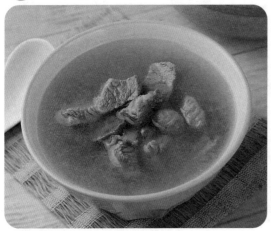

🍃**材料**：猪瘦肉 240 克、鸡内金少许、陈皮少许、干山楂少许、桂圆肉少许、姜片少许

🥄**调料**：盐 2 克、鸡粉 2 克、料酒 5 毫升

🍴做法

1 洗好的猪瘦肉切厚片，再切条形，改切成块。
2 锅中注入适量清水烧开，倒入瘦肉，氽去血水。
3 捞出瘦肉，沥干水分待用。
4 砂锅中注入适量清水烧热，倒入备好的桂圆肉、姜片、鸡内金、陈皮、干山楂，用大火煮至沸。
5 倒入瘦肉，淋入料酒。
6 盖上盖，烧开后用小火煮 40 分钟至食材熟透。
7 揭盖，加入盐、鸡粉搅拌匀，煮至食材入味即可。

 ## 鱿鱼蔬菜饼

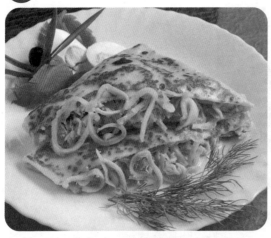

🍃**材料**：胡萝卜 90 克、鸡蛋 1 个、鱿鱼 80 克、葱花少许

🥄**调料**：盐 1 克、生粉 30 克、食用油适量

🍴做法

1 洗净去皮的胡萝卜切碎，洗净的鱿鱼切丁。
2 取一空碗，倒入生粉、胡萝卜碎，放入鱿鱼丁，打入鸡蛋，倒入葱花，搅拌均匀。
3 倒入适量清水搅拌均匀，加入盐，搅拌成面糊待用。
4 用油起锅，倒入面糊，煎 3 分钟至底部微黄。
5 翻面，续煎 2 分钟至两面焦黄。
6 关火后将煎好的鱿鱼蔬菜饼盛出放凉，再切成小块即可。

菠萝莲子羹

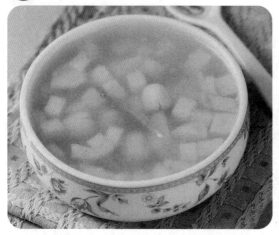

 材料： 水发莲子150克、菠萝肉55克、
太子参少许

调料： 冰糖适量、水淀粉适量

做法

1 洗净的菠萝肉切片，再切条，改
切成丁。
2 砂锅中注入适量清水烧热，倒入
太子参、莲子。
3 盖上盖，烧开后用中火煮20分钟。
4 揭盖，倒入冰糖，再次盖上盖，
中火续煮5分钟至冰糖完全溶化。
5 揭盖，倒入切好的菠萝丁拌匀，
转中火，倒入水淀粉勾芡，煮至汤
汁浓稠。
6 关火后盛出煮好的汤羹，装入碗
中即可。

外婆下饭菜

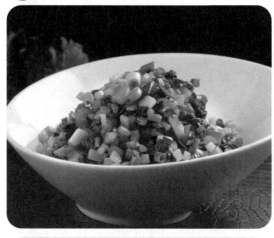

材料： 外婆菜（梅干菜、萝卜干）200克、
青椒40克、蒜末适量

调料： 盐3克、鸡粉3克、食用油适量

做法

1 洗净的青椒切开去籽，再切条，
改切成粒。
2 用油起锅，倒入蒜末爆香。
3 放入青椒炒香。
4 倒入外婆菜炒匀。
5 放入盐、鸡粉炒匀。
6 关火后盛出炒好的食材，装入碗
中即可。

南瓜拌饭

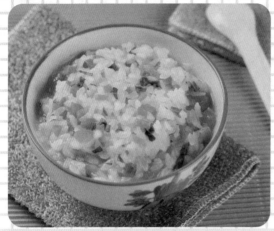

🌱**材料：** 南瓜 90 克、芥菜叶 60 克、水发大米 150 克

🥢**调料：** 盐少许

🍴做法

1 把去皮洗净的南瓜切片，再切成条，改切成粒；洗好的芥菜叶切丝，改切成粒。
2 将大米倒入碗中，加入适量清水。
3 另取一碗，放入切好的南瓜。
4 将装有大米和南瓜的碗放入烧开的蒸锅中，盖上盖，用中火蒸 20 分钟至食材熟透。
5 揭盖，把蒸好的大米和南瓜取出待用。
6 汤锅中注入适量清水烧开，放入芥菜煮沸。
7 放入蒸好的南瓜和米饭搅拌均匀。
8 加入盐，用锅勺拌匀调味即可。

 ## 板栗雪梨米汤

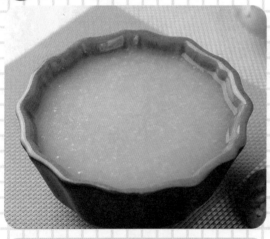

🌱**材料：** 水发大米 85 克、雪梨 110 克、板栗肉 20 克

🍴做法

1 洗好的板栗肉切开，再切成小块。
2 洗净去皮的雪梨切成小块。
3 取榨汁机，选择干磨刀座组合，倒入板栗，盖好盖，选择"干磨"功能，磨成粉末，装入小碗待用。
4 再选择干磨刀座组合，倒入洗好的大米，盖上盖，选择"干磨"功能，将大米打碎待用。
5 取榨汁机，选择搅拌刀座组合，倒入雪梨，注入适量温开水，盖上盖，选择"榨汁"功能，榨取果汁，滤入碗中待用。
6 砂锅中注入适量清水烧开，倒入米碎，盖上盖，烧开后用小火煮 30 分钟。
7 倒入雪梨汁续煮片刻，倒入板栗碎搅拌匀，用中火续煮 10 分钟至食材熟透即可。

杨桃香蕉牛奶

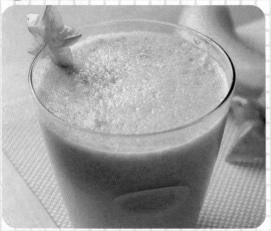

🌿**材料：** 杨桃 180 克、香蕉 120 克、牛奶 80 毫升

🍴**做法**

1 洗净的香蕉剥去果皮，果肉切成小块。

2 洗好的杨桃切开，去除硬心，再切成小块备用。

3 取榨汁机，选择搅拌刀座组合，放入切好的香蕉和杨桃。

4 倒入牛奶，加入少许凉开水。

5 盖上盖，选择"榨汁"功能，榨取牛奶果汁。

6 将榨好的牛奶果汁倒入杯中即可。

 # 油菜苹果柠檬汁

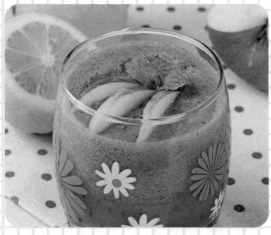

🌿**材料：** 小油菜叶 50 克、苹果 90 克、柠檬汁适量

🥄**调料：** 白糖适量

🍴**做法**

1 洗净的苹果切瓣，去核去皮，切成小块。

2 洗净的小油菜叶切碎待用。

3 备好榨汁机，倒入切好的食材，加入备好的柠檬汁，倒入少许凉开水。

4 盖上盖，榨取蔬果汁。

5 将榨好的蔬果汁倒入杯中，摆上少许苹果片装饰即可。可依个人口味加入白糖调味。

排毒清肠

　　如今生活环境污染较严重，加上人们的生活方式不健康、膳食不均衡等原因，会引起身体的新陈代谢紊乱，身体毒素堆积。毒素堆积会导致记忆力衰退、便秘、色斑等很多问题。所以，平时一定要注意及时排毒清肠。饮食上排毒清肠的主要方法是摄入富含膳食纤维的食物，如五谷杂粮、豆类、海藻类，还有秋葵、白萝卜、红薯、木耳、胡萝卜、空心菜、芦笋、莲藕、茼蒿、香蕉、甜菜、猕猴桃、蜜枣、苹果、葡萄等。另外，要注意多饮水，补水可以促进体内毒素排出。

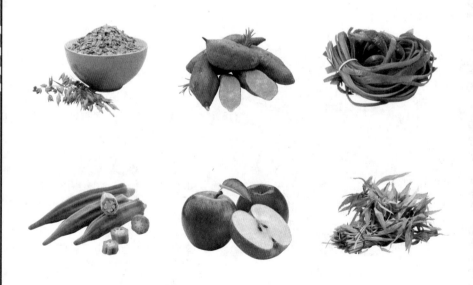

养生手撕豆腐

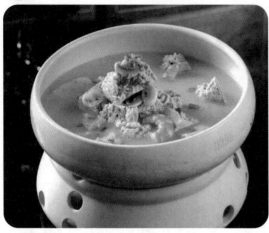

材料：老豆腐 200 克、虾仁 100 克、口蘑 50 克、鸡汤 500 毫升

调料：盐 3 克、鸡粉 3 克、生抽 5 毫升、食用油适量

做法

1 用手将豆腐撕成不规则形状，口蘑切薄片。
2 虾仁去虾线。
3 热锅注油，倒入虾仁炒至转色。
4 倒入老豆腐炒匀，倒入鸡汤煮至沸。
5 放入口蘑煮至断生。
6 加入盐、鸡粉、生抽拌匀。
7 关火后将食材盛入碗中即可。

 ## 银耳雪梨白萝卜甜汤

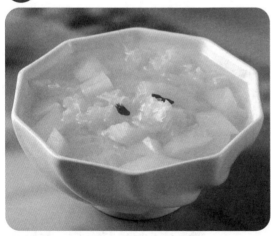

材料：水发银耳 120 克、雪梨 100 克、白萝卜 180 克

调料：冰糖 40 克

做法

1 洗净去皮的雪梨切瓣，去核，再切成小块。
2 洗净去皮的白萝卜对半切开，再切条，改切成小块。
3 洗净的银耳切去黄色根部，再切成小块。
4 砂锅中注入适量清水烧开，放入切好的白萝卜，加入雪梨块，倒入切好的银耳，盖上盖，烧开后用小火炖 30 分钟至食材熟软。
5 揭盖，放入冰糖搅拌均匀，再次盖上盖，继续煮 5 分钟至冰糖溶化。
6 揭盖，盛出煮好的甜汤，装入汤碗中即可。

芦笋马蹄藕粉汤

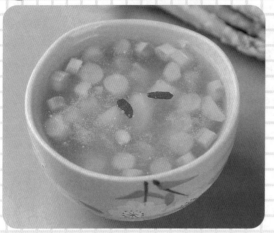

🍽 **材料：**马蹄肉 50 克、芦笋 40 克、藕粉 30 克

🍴 **做法**
1 洗净去皮的芦笋切丁。
2 洗好的马蹄肉切开，改切成小块。
3 把藕粉装入碗中，倒入适量温开水调匀，制成藕粉糊待用。
4 砂锅中注入适量清水烧热，倒入切好的食材拌匀。
5 用大火煮 3 分钟至汤汁沸腾。
6 再倒入调好的藕粉糊拌匀，至其溶入汤汁中。
7 关火后盛出煮好的藕粉汤，装入碗中即可。

 南瓜燕麦粥

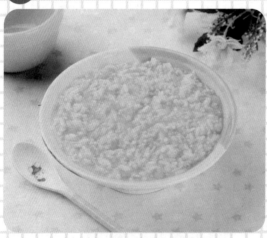

🍽 **材料：**去皮南瓜 190 克、燕麦 90 克、水发大米 150 克

🍶 **调料：**白糖 20 克、食用油适量

🍴 **做法**
1 将装好盘的去皮南瓜放入烧开的蒸锅中，盖上盖，中火蒸 10 分钟至熟。
2 揭盖，把蒸熟的南瓜取出，用刀压烂，剁成泥状待用。
3 砂锅中注入适量清水，用大火烧开，倒入水发好的大米拌匀。
4 加入食用油，盖上盖，慢火煲 30 分钟至大米熟烂。
5 揭盖，放入备好的南瓜泥，加入燕麦，搅拌匀，再次盖上盖，用大火煮沸。
6 揭盖，加入白糖搅拌均匀，煮至白糖完全溶化。
7 将煮好的粥盛入碗中即可。

天府什锦

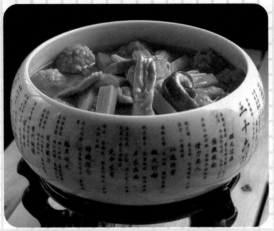

材料： 胡萝卜 90 克、肉丸子 140 克、牛肚 150 克、莴笋茎 80 克、蒜瓣适量

调料： 盐 3 克、鸡粉 3 克、生抽 5 毫升、食用油适量

做法

1 胡萝卜去皮，切成条。
2 莴笋茎去皮，切成长条。
3 锅内注水烧开，放入牛肚，煮至熟软后捞出，沥干水待用。
4 热锅注油，倒入蒜瓣爆香。
5 倒入牛肚炒香。
6 倒入胡萝卜、莴笋茎炒匀，注入适量清水煮沸，倒入肉丸子煮至熟。
7 加入盐、鸡粉、生抽拌匀调味。
8 关火后将食材盛入碗中即可。

 # 葡萄苹果沙拉

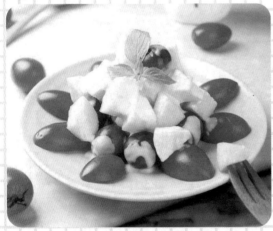

材料： 葡萄 80 克、苹果 150 克、圣女果 40 克、酸奶 50 毫升

做法

1 洗净的圣女果对半切开。
2 将葡萄洗净。
3 洗净的苹果去皮，对半切开，去核，切成丁。
4 取一盘，摆放上圣女果、葡萄、苹果。
5 浇上酸奶即可。

山药薏米豆浆

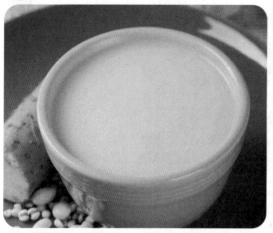

材料： 山药 20 克、薏米 15 克、水发黄豆 50 克

做法

1 洗净去皮的山药切成片备用。
2 将已浸泡 8 小时的黄豆、薏米倒入碗中，注入适量清水，用手搓洗干净。
3 把洗好的食材倒入滤网，沥干水分。
4 将备好的黄豆、薏米、山药倒入豆浆机中，注入适量清水至水位线即可。
5 盖上豆浆机机头，选择"五谷"程序，再选择"开始"键，开始打浆。
6 待豆浆机运转 15 分钟即成豆浆。
7 豆浆机断电，取下机头，把煮好的豆浆倒入滤网，滤取豆浆。
8 将滤好的豆浆倒入杯中即可。

青菜豆腐

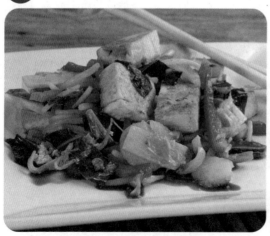

材料： 豆腐 200 克、豆芽 50 克、红椒 50 克、小白菜 50 克、笋片 50 克、包菜 50 克、蒜末少许

调料： 盐、鸡粉、料酒、水淀粉、食用油各适量

做法

1 豆腐切成四方块，红椒切成粗丝。
2 包菜切块，小白菜切成段。
3 热锅注油，放入豆腐块，煎至金黄，盛出待用。
4 锅底留油，放入蒜末爆香，放入笋片、红椒丝，快速翻炒至熟软。
5 放入豆芽、包菜、小白菜炒软。
6 倒入豆腐块，加入盐、鸡粉，淋入料酒，翻炒至食材入味。
7 淋入水淀粉勾芡即可。

白萝卜汁

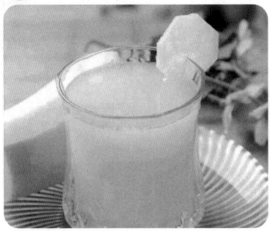

做法

1 洗净去皮的白萝卜切厚片，再切成条，改切成小块。
2 取榨汁机，选择搅拌刀座组合，倒入切好的白萝卜，注入适量纯净水。
3 盖上盖，选择"榨汁"功能，榨取萝卜汁。
4 揭盖，将白萝卜汁倒入杯中即可。

材料：白萝卜 400 克

 # 猕猴桃秋葵豆饮

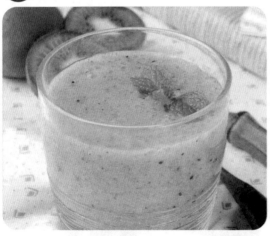

做法

1 洗净的秋葵去柄，切块。
2 洗净去皮的猕猴桃切块。
3 将秋葵块和猕猴桃块倒入榨汁机中，倒入豆浆。
4 盖上盖，启动榨汁机，榨 15 秒即成豆饮。
5 断电后将豆饮倒入杯中即可。

材料：去皮猕猴桃 80 克、秋葵 50 克、豆浆 100 毫升

提高免疫力

　　免疫力也就是我们俗称的身体抵抗力，它可以帮助我们防御疾病的入侵。一旦免疫力下降，身体就会出现各种毛病，因此提高身体免疫力非常重要。为了有效提高免疫力，大家可以从日常饮食方面入手。含有丰富蛋白质的食物能够增强人体的免疫力，富含蛋白质的食物有鱼类、蛋制品、奶制品、肉类、豆制品等。可以多吃含锌比较高的食物，如海产品、瘦肉、粗粮或者豆类食品，锌离子可以参加多种酶合成，并且能调节免疫合成蛋白。维生素C能参与免疫球蛋白的合成，促进干扰素的产生，干扰病毒信使核糖核酸的转录，抑制病毒的增生，有利于提高人体的抗病能力。平时需多食含有维生素C的食物，如包菜、橙子、橘子、柠檬、西柚、百香果、火龙果、芒果、樱桃、葡萄、桂圆、荔枝等。

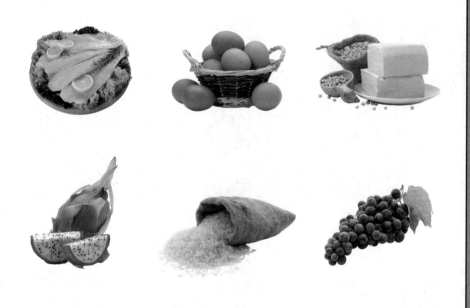

香葱拌豆腐

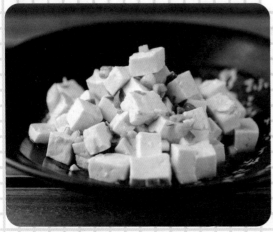

材料：豆腐 300 克、香葱 30 克

调料：盐 2 克、鸡粉 3 克、芝麻油 4 毫升

做法

1 将豆腐横刀切开，切成条，再切成小块。

2 洗净的香葱切粒。

3 将豆腐倒入碗中，注入适量热水，搅拌片刻，烫去豆腥味。

4 将豆腐捞出，滤净水分，装入碗中，倒入葱花。

5 加入盐、鸡粉、芝麻油，用筷子轻轻搅拌均匀。

6 另取一碗，将拌好的豆腐装入其中即可。

 ## 胡萝卜牛肉汤

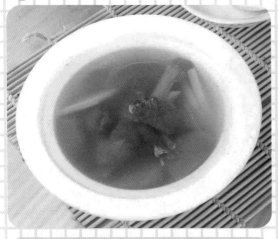

材料：牛肉 125 克、胡萝卜 100 克、姜片少许、葱段少许

调料：盐 1 克、鸡粉 1 克、胡椒粉 2 克

做法

1 洗净的胡萝卜切滚刀块，洗好的牛肉切块。

2 锅中注水烧热，倒入切好的牛肉，汆煮一会儿去除血水和脏污。

3 捞出汆好的牛肉，沥干水分，装盘待用。

4 砂锅注水烧开，倒入汆好的牛肉，放入姜片、葱段搅匀。

5 加盖，用大火煮开后转小火续煮 1 小时至熟软。

6 揭盖，倒入切好的胡萝卜搅匀。

7 再次盖上盖，续煮 30 分钟至胡萝卜熟软。

8 揭盖，加入盐、鸡粉、胡椒粉，搅匀调味即可。

玉米山药糊

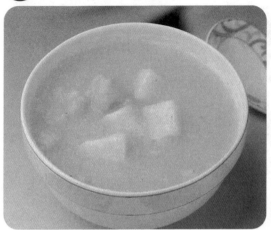

做法

1 去皮洗净的山药切条，再切小丁。
2 取一小碗，放入备好的玉米粉，倒入适量清水，边倒边搅拌，制成玉米糊待用。
3 砂锅中注入适量清水烧开，放入山药丁。
4 倒入调好的玉米糊，边倒边搅拌。
5 用中火煮5分钟至食材熟透。
6 关火后盛出煮好的山药米糊，装入碗中即可。

材料： 山药90克、玉米粉100克

 # 铁板焗口蘑

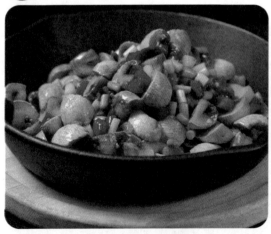

做法

1 口蘑对半切开，再对半切开；小米椒切小段；蒜薹切小段。
2 热锅注油，倒入蒜末、小米椒爆香。
3 倒入口蘑炒匀，倒入蒜薹炒至断生。
4 加入盐、鸡粉、生抽炒匀调味。
5 注入适量清水，淋入水淀粉勾芡。
6 关火后将炒好的食材盛入碗中即可。

材料： 口蘑200克、小米椒20克、蒜薹90克、蒜末适量

调料： 盐3克、鸡粉3克、生抽5毫升、水淀粉适量、食用油适量

雪豆烧土鹅

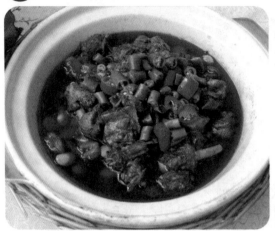

材料：水发雪豆80克、鹅肉300克、青椒60克、红椒60克、蒜瓣适量

调料：盐3克、鸡粉3克、生抽5毫升、食用油适量

做法

1 青椒切圈，红椒切圈，鹅肉切块。
2 热锅注油，倒入蒜瓣、青椒、红椒爆香。
3 倒入鹅肉炒至转色。
4 注入适量清水，倒入雪豆，加盖，中火煮20分钟。
5 揭盖，加入盐、鸡粉、生抽拌匀调味。
6 关火后将烧好的食材盛入碗中即可。

 鳕鱼海苔粥

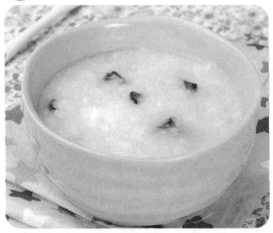

材料：水发大米100克、海苔10克、鳕鱼50克

做法

1 洗净的鳕鱼切碎，海苔切碎。
2 取出榨汁机，将泡好的大米放入干磨杯中，磨成米碎，倒入盘中待用。
3 砂锅置火上，倒入米碎，注入适量清水搅匀。
4 倒入切碎的鳕鱼搅匀。
5 加盖，用大火煮开后转小火煮30分钟至食材熟软。
6 揭盖，放入切好的海苔搅匀。
7 关火后将煮好的米糊装碗即可。

香蕉粥

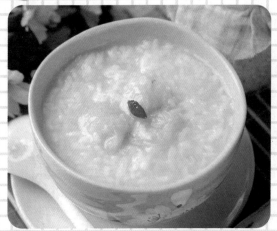

做法

1 洗净的香蕉去皮，切成丁。
2 砂锅中注入适量清水烧开，倒入大米拌匀。
3 加盖，大火煮 30 分钟至米粒熟软。
4 揭盖，放入香蕉丁拌匀。
5 再次盖上盖，续煮 2 分钟至食材熟软。
6 揭盖，搅拌均匀，关火后将煮好的粥盛出，装入碗中即可。

材料: 香蕉 250 克、水发大米 400 克

 芦笋葡萄柚汁

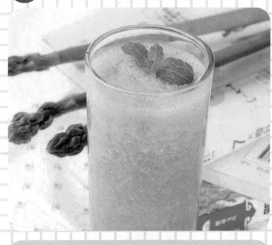

做法

1 洗净的芦笋切小段。
2 葡萄柚切瓣，去皮，再切块。
3 将切好的葡萄柚和芦笋倒入榨汁机中，倒入 80 毫升凉开水。
4 盖上盖，启动榨汁机，榨 15 秒即成蔬果汁。
5 断电后将蔬果汁倒入杯中即可。

材料: 芦笋 2 根、葡萄柚半个

番石榴水果沙拉

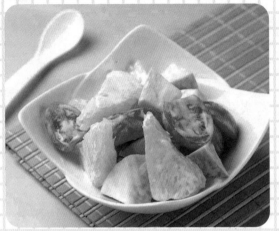

做法

1 洗净的圣女果切小块。
2 柚子去皮，剥下果肉，切小块。
3 洗好的番石榴切瓣，改切小块。
4 把切好的水果装入碗中，倒入牛奶，加入沙拉酱，用筷子搅拌均匀。
5 把拌好的水果沙拉盛入盘中即可。

材料： 番石榴 120 克、柚子 100 克、圣女果 100 克、牛奶 30 毫升

调料： 沙拉酱 10 克

 # 火龙果果冻

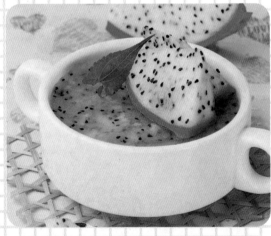

做法

1 把吉利丁片放入清水中浸泡 4 分钟至其变软，捞出，装碗备用。
2 把 200 毫升清水倒入锅中，放入白糖，用搅拌器搅匀。
3 倒入吉利丁片，搅拌均匀，煮至溶化。
4 放入火龙果果肉搅匀，制成果冻汁。
5 把果冻汁倒入杯中，待凉后放入冰箱冷冻 1 小时至果冻成形。
6 取出冻好的果冻，摆放上少许火龙果果肉即可。

材料： 火龙果肉 100 克、吉利丁片 2 片

调料： 白糖 30 克

补气养血

　　中医认为，气是人体的动力，血是这个动力的源泉，气和血是人体赖以生存的物质基础，气血不足往往会导致脏腑功能减退、抵抗力下降，引起早衰，所以说气血是生命的根本。特别是对于女性朋友来说，如果气血不足，就会出现皮肤松弛、老化、长斑，掉发，面色萎黄等症状。具有补气养血功效的食物主要是富含维生素以及富含铁元素的食物，常见的有枸杞、桂圆、红枣、葡萄、桑葚、牛肉、羊肉、猪肉、猪血、黑豆、胡萝卜、菠菜、小豆、红米等。另外，阿胶、人参、当归、黄芪、党参等中药材均是补气良药。

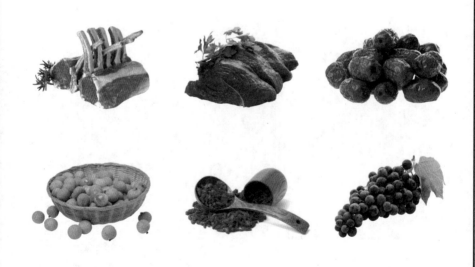

人参当归煲猪腰

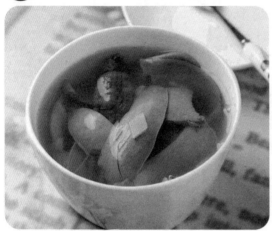

材料：猪腰200克、人参5克、当归5克、姜片少许

调料：料酒5毫升

做法

1 处理干净的猪腰用平刀切开，除去白色筋膜，再切成小片备用。
2 砂锅中注入适量清水，用大火烧热，倒入备好的当归、人参、姜片。
3 倒入猪腰，淋入料酒搅拌均匀。
4 盖上盖，用中火煮20分钟至食材熟透。
5 揭盖，搅拌片刻。
6 关火后将煮好的汤盛出，装入碗中即可。

 # 鸡蛋醪糟

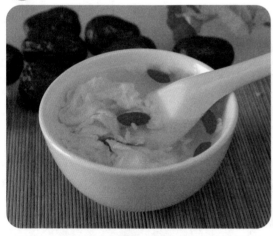

材料：醪糟1碗、鸡蛋1个、枸杞10克

调料：白糖适量

做法

1 鸡蛋打入碗中，打散。
2 汤锅注水烧开，倒入醪糟，加入白糖煮沸。
3 鸡蛋液倒入煮开的醪糟汤中，一边倒一边用勺子推搅，使鸡蛋液煮成蛋花。
4 放入枸杞搅拌匀即可。

百合葡萄糖水

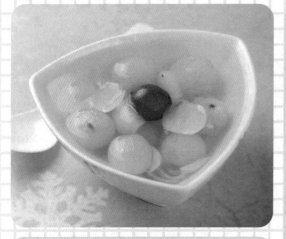

材料： 葡萄 100 克、鲜百合 80 克

调料： 冰糖 20 克

做法

1 洗净的葡萄剥去果皮，把果肉装入小碗中待用。
2 砂锅中注入适量清水烧开，放入洗净的百合，放入备好的葡萄肉。
3 盖上盖，煮沸后转小火煮 10 分钟，至食材析出营养成分。
4 揭盖，倒入冰糖搅拌匀，用大火续煮一会儿至冰糖完全溶化。
5 关火后盛出煮好的葡萄糖水，装入汤碗中即可。

猪血山药汤

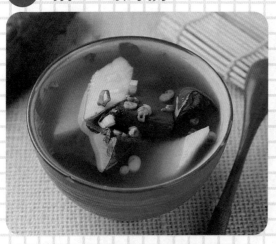

材料： 猪血 270 克、山药 70 克、葱花少许

调料： 盐 2 克、胡椒粉少许

做法

1 洗净去皮的山药切斜刀段，改切厚片。
2 洗好的猪血切开，改切小块。
3 锅中注入适量清水烧热，倒入猪血，汆去污渍。
4 捞出猪血，沥干水分待用。
5 另起锅注入适量清水烧开，倒入猪血、山药。
6 盖上盖，烧开后用中小火煮 10 分钟至食材熟透。
7 揭盖，加入盐拌匀，关火后待用。
8 取一个汤碗，撒入胡椒粉，盛入锅中的汤，点缀上葱花即可。

太子参百合甜汤

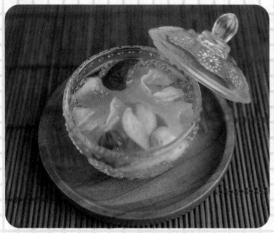

做法

1 砂锅中注入适量清水烧开，倒入洗净的太子参、红枣，放入洗好的百合。

2 盖上盖，煮沸后用小火煮20分钟至食材析出营养成分。

3 揭盖，撒上白糖搅拌匀，转中火煮至白糖完全溶化。

4 关火后盛出煮好的百合甜汤，装入汤碗中即可。

🌿**材料：** 鲜百合50克、红枣15克、太子参8克

🥣**调料：** 白糖15克

铁板牙签牛肉

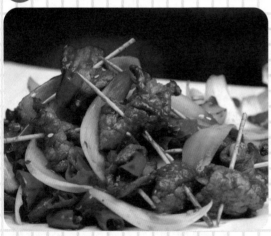

做法

1 牛肉洗净切薄片，干辣椒切成段，黄瓜切成条，洋葱切块。

2 葱花和姜末装入碗中，倒入料酒，用手挤出汁，把汁倒在牛肉片上，加少许盐、鸡精、水淀粉拌匀，腌渍10分钟。

3 用竹签将腌渍好的牛肉穿成波浪形，装入盘中备用。

4 热锅注油，烧至六成热，倒入牛肉，炸1分钟至熟，捞出，沥油待用。

5 锅留底油，倒入花椒，放入干辣椒炒出辣味，再放入姜末、洋葱、黄瓜煸香。

6 加入豆瓣酱拌匀，倒入炸好的牛肉。

7 撒入孜然粉、花椒粉，快速翻炒均匀。

8 将炒好的食材装入盘中即可。

🌿**材料：** 洋葱50克、牛肉200克、黄瓜50克、干辣椒10克、葱花适量、姜末适量

🥣**调料：** 花椒10克、盐3克、鸡精3克、豆瓣酱10克、孜然粉5克、花椒粉适量、料酒适量、水淀粉适量、食用油适量

小豆薏米银耳糖水

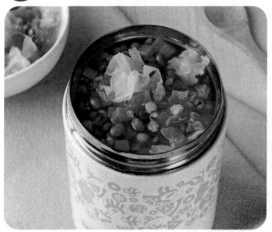

🌿**材料：**水发薏米30克、水发小豆20克、水发银耳40克、胡萝卜50克

🍶**调料：**冰糖30克

🍴做法

1 洗净的银耳切去黄色根部，改切成碎。

2 胡萝卜切片，切成细条，改切成丁。

3 往焖烧罐中倒入薏米、小豆、胡萝卜丁、银耳，注入刚煮沸的清水至八分满，旋紧盖子，摇晃片刻，静置1分钟，使食材和焖烧罐充分预热。

4 揭盖，将焖烧罐中的水倒出。

5 接着往焖烧罐中放入冰糖，再注入刚煮沸的清水至八分满，旋紧盖子，闷3小时。

6 揭盖，将闷好的糖水盛入碗中即可。

 ## 人参田七炖土鸡

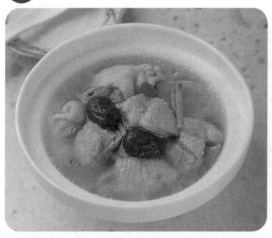

🌿**材料：**土鸡块320克、人参少许、田七少许、红枣少许、姜片少许、枸杞少许

🍶**调料：**盐2克、鸡粉2克、料酒6毫升

🍴做法

1 锅中注入适量清水烧开，倒入土鸡块拌匀。

2 淋入料酒，氽去血水。

3 捞出土鸡块，沥干水分待用。

4 砂锅中注入适量清水烧热，倒入人参、田七、红枣、姜片。

5 放入土鸡块，淋入料酒拌匀，盖上盖，烧开后用小火炖煮45分钟。

6 揭开盖，放入枸杞，加入盐、鸡粉拌匀调味即可。

黑豆芝麻豆浆

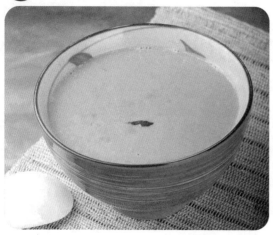

材料：水发黑豆 110 克、水发花生米 100 克、黑芝麻 20 克

调料：白糖 20 克

做法

1 取榨汁机，选择搅拌刀座组合，注入适量清水，放入洗净的黑豆，盖上盖，通电后选择"榨汁"功能，搅拌一会儿至黑豆呈细末状。

2 断电后倒出搅拌好的材料，用滤网滤取豆汁，装入碗中待用。

3 继续选择搅拌刀座组合，倒入洗净的黑芝麻，放入洗好的花生米，再倒入榨好的豆汁，盖上盖，通电后选择"榨汁"功能，搅拌一会儿至材料呈糊状。

4 断电后将搅拌好的材料倒入碗中，即成生豆浆。

5 汤锅置旺火上，倒入生豆浆拌匀，盖上盖，用大火煮 5 分钟至汁水沸腾。

6 揭盖，掠去浮沫，撒上白糖搅拌匀，续煮一会儿至白糖完全溶化即可。

党参黄芪蛋

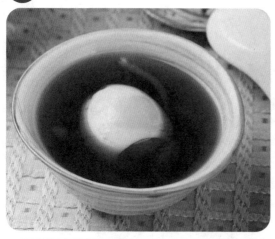

材料：党参 15 克、黄芪 15 克、熟鸡蛋 2 个

调料：红糖 20 克

做法

1 砂锅中注入适量清水，倒入备好的党参、黄芪。

2 盖上盖，用小火煮 15 分钟至药材析出有效成分。

3 揭盖，放入去壳的熟鸡蛋，倒入红糖搅拌匀。

4 再次盖上盖，续煮 5 分钟至红糖溶化。

5 关火后把煮好的食材盛入碗中即可。

强健筋骨

　　强壮灵活的身体需要有一副强健的筋骨，因此无论是处在发育期的儿童，还是青年人，抑或是中老年人，都要注意强筋健骨，而食补是一种很好的方法。钙能促进骨骼的生长发育，镁是骨细胞结构和功能所必需的元素，有利于促进骨骼生长，可预防骨质疏松。豆制品、奶制品、牛羊肉、猪骨、虾皮、海鱼、贝类、大蒜、洋葱等含钙丰富，吸收率高。坚果、可连骨吃的小鱼、小虾、动物肝脏、海带等食物中也含有充足的钙。多吃富含维生素D的食物，因为维生素D能促进钙质吸收，进而增强骨质密度。各种深绿色蔬菜、鱼、鸡蛋、豆制品、蘑菇、乳制品都富含维生素D。粗粮、坚果中含有丰富的镁元素，新鲜水果和蔬菜富含钾元素等多种矿物质，这些营养物质可以防止骨矿物质的流失，还有利于保持体内的酸碱平衡，对身体十分有利。

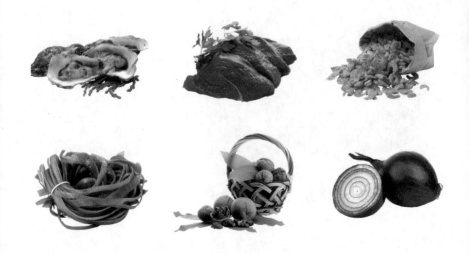

外婆醉鱼干

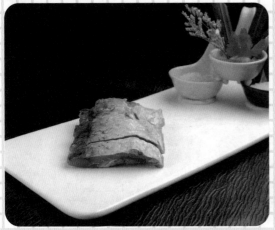

做法

1 草鱼处理干净，去头去尾，切成段。
2 备好一个坛子，放入鱼块，铺上酒糟。
3 将坛子密封一个月。
4 将鱼块取出，放入蒸锅中，蒸20分钟。
5 将蒸好的鱼块摆放在盘中即可。

材料：草鱼 200 克、酒糟适量

 红薯板栗排骨汤

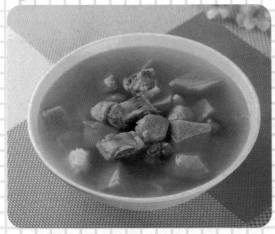

做法

1 将洗净去皮的红薯对半切开，再切成小块。
2 洗净的板栗肉切块。
3 锅中注入适量清水烧开，放入洗净的排骨段搅匀，汆煮去血水，捞出，沥干水分待用。
4 砂锅中注入适量清水烧开，倒入汆煮过的排骨，放入切好的板栗肉，撒上姜片，淋入料酒，盖上盖，煮沸后用小火煮30分钟至食材熟软。
5 揭盖，倒入红薯块搅拌一会儿，再次盖上盖，用小火续煮 15 分钟至全部食材熟透。
6 加入盐、鸡粉搅匀调味，续煮一小会儿至食材入味即可。

材料：红薯 150 克、排骨段 350 克、板栗肉 60 克、姜片少许
调料：盐 2 克、鸡粉 2 克、料酒 5 毫升

鳕鱼鸡蛋粥

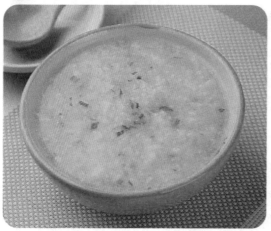

材料：鳕鱼肉 160 克、土豆 80 克、油菜 35 克、水发大米 100 克、熟蛋黄 20 克

做法

1 鳕鱼肉洗净装入碗中；土豆洗净去皮，切成片，装入另一碗中待用。
2 蒸锅上火烧开，放入鳕鱼肉、土豆，盖上盖，用中火蒸 15 分钟至其熟软。
3 洗净的油菜切去根部，再切细丝，改切成粒。
4 熟蛋黄压碎。
5 将放凉的鳕鱼肉碾碎，去除鱼皮、鱼刺；把放凉的土豆压成泥。
6 砂锅中注入适量清水烧热，倒入洗净的大米搅匀，盖上盖，烧开后用小火煮 30 分钟至大米熟软。
7 揭盖，倒入鳕鱼肉、土豆、蛋黄、油菜搅拌均匀。
8 再次盖上盖，用小火续煮 10 分钟至所有食材熟透。
9 揭盖，搅拌片刻至粥浓稠即可。

手撕带鱼

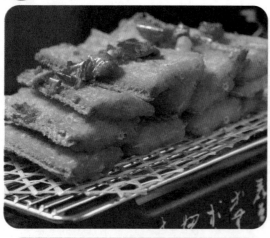

材料：带鱼 200 克、蒜末适量、干辣椒段适量

调料：盐 3 克、鸡粉 3 克、生抽 5 毫升、食用油适量

做法

1 带鱼去头、尾、鳍和内脏，洗净控干水分，斩成段，两面划上斜一字花刀，装碗备用。
2 锅中注油烧至七成热，放入带鱼，炸至金黄色，捞出备用。
3 锅底留油，倒入蒜末、干辣椒爆香。
4 倒入带鱼炒香，注入适量清水，加入盐、鸡粉、生抽炒匀调味。
5 关火后将带鱼盛入盘中即可。

牛奶黑芝麻糊

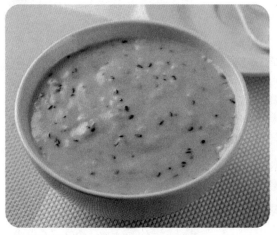

🌱**材料：**配方奶粉 15 克、黑芝麻 20 克、糯米粉 100 克

🥄**调料：**白糖适量

🍴**做法**

1 将适量开水注入糯米粉中，搅拌均匀调成糊状。

2 在配方奶粉中注入适量凉开水，搅匀待用。

3 砂锅中注入适量清水烧热，倒入黑芝麻搅拌均匀。

4 关火后倒入配方奶、糯米糊，边倒边搅拌。

5 加入白糖，搅拌至完全溶化。

6 将煮好的芝麻糊盛入碗中即可。

鱼泥小馄饨

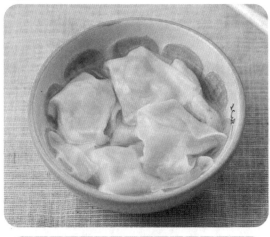

🌱**材料：**鱼肉 200 克、胡萝卜半根、鸡蛋 1 个、小馄饨皮适量

🥄**调料：**酱油 5 毫升

🍴**做法**

1 鱼肉剁成泥。

2 胡萝卜去皮，切成圆形薄片，改切成丝，再切碎。

3 鸡蛋打入碗中，搅散待用。

4 将胡萝卜碎、鸡蛋液、酱油倒入装有鱼泥的碗内，拌匀制成馅料。

5 取馄饨皮，放入馅料，包成小馄饨，煮熟即可。

鸡汁拌土豆泥

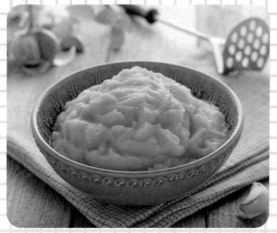

材料： 土豆 300 克、鸡汁 100 毫升

做法

1 去皮洗净的土豆切大块，装盘待用。
2 蒸锅中注水烧开，放入切好的土豆，加盖，用大火蒸30分钟至熟软。
3 揭盖，取出蒸好的土豆，凉凉待用。
4 备一保鲜袋，装入土豆，用手按压至土豆呈泥状。
5 取出土豆泥装盘待用。
6 锅中倒入鸡汁，开火加热，放入土豆泥，搅拌均匀至收汁。
7 关火后盛出拌好的土豆泥，装碗即可。

糖醋排骨

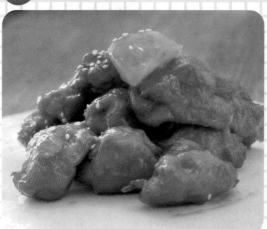

材料： 排骨 300 克、鸡蛋 1 个、面粉适量

调料： 盐3克、生抽5毫升、老抽3毫升、白糖4克、水淀粉适量、白醋适量、食用油适量

做法

1 排骨斩成段，洗净，沥干水分，加入盐、生抽、老抽充分拌匀。
2 将排骨装碗，封上保鲜膜，腌渍10分钟至入味。
3 鸡蛋打入碗中，搅散待用。
4 另取一个碗，倒入面粉，加入蛋液搅拌均匀，再加入适量温开水，搅拌成面糊。
5 将排骨放入面糊中裹匀。
6 热锅注油烧至五六成热，放入排骨，转小火炸2分钟后捞出控油，稍微冷却后回锅炸1分钟，至颜色呈焦黄色捞出。
7 锅底留油，加入少许温开水、白糖、白醋，不停搅拌至白糖溶化，加入水淀粉勾芡，即成糖醋汁。
8 倒入排骨，快炒至排骨均匀地蘸上糖醋汁即可。

铁板花甲

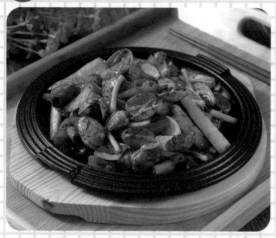

材料：花甲 400 克、干辣椒 20 克、蒜薹 80 克、青椒 40 克、红椒 40 克、黄瓜 40 克、土豆 40 克、洋葱 40 克、蒜末适量

调料：豆瓣酱 10 克、鸡粉 3 克、生抽 5 毫升、食用油适量

做法

1 蒜薹切段，青椒切段，红椒切圈，洋葱切块。

2 土豆去皮，切厚片，改切成条；黄瓜切长段，再切厚片，改切成条。

3 锅内注入适量清水烧开，倒入花甲煮至沸，捞出沥水待用。

4 热锅注油，倒入蒜末、干辣椒爆香。

5 倒入土豆煸炒片刻，倒入花甲、青椒、红椒炒匀。

6 倒入蒜薹、洋葱、黄瓜翻炒至断生。

7 加入豆瓣酱、鸡粉、生抽拌匀调味。

8 关火后将炒好的食材盛入铁板中即可。

牛肉糊

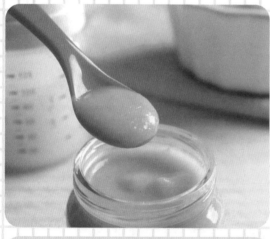

材料：牛肉 35 克、水发大米 80 克

做法

1 洗净的牛肉切碎待用。

2 奶锅置于火上，倒入泡发好的大米、牛肉碎拌匀。

3 注入适量开水，搅拌 9 分钟至米粒透明，再注入适量开水，煮 9 分钟至食材呈糊状。

4 关火后盛出煮好的牛肉糊，装入碗中，放凉待用。

5 取榨汁机，倒入放凉的牛肉糊，盖上盖，榨半分钟。

6 断电后将榨好的牛肉糊过滤到碗中。

7 奶锅置于火上，倒入牛肉糊，加热片刻。

8 关火后盛出煮好的牛肉糊，装入碗中即可。

健脑补脑

　　人脑的主要成分是蛋白质、脂类（主要是卵磷脂）及维生素B_1、烟酸等。现代医学研究发现，含卵磷脂、脑磷脂、谷氨酸的食品能提高大脑活动功能，延缓大脑衰老，常见的有蛋黄、大豆、蜂蜜及富含DHA的食物，如沙丁鱼、大马哈鱼、贝类等。此外，富含蛋白质和维生素的食物以及碱性食物也有健脑补脑的作用，如小米、玉米、胡萝卜、辣椒、白菜、洋葱、核桃、牛奶、鸡蛋、葵花子、海带、芝麻、木耳、猕猴桃、火龙果、菠萝、草莓、蓝莓等。

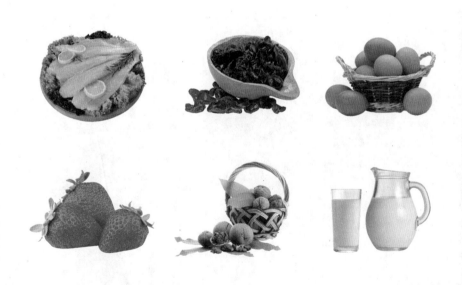

核桃虾仁汤

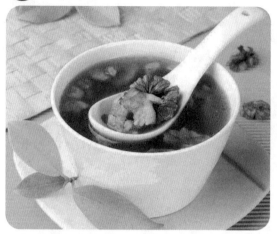

🍴**做法**

1 深锅置于火上，注入食用油，放入姜片爆香。
2 倒入虾仁，淋入料酒炒香。
3 注入适量清水，加盖，煮至沸腾。
4 放入核桃仁，加入盐、鸡粉、白胡椒粉拌匀，再次煮沸。
5 关火后盛出煮好的汤，装入碗中即可。

🌿**材料**：虾仁95克、核桃仁80克、姜片少许

🥄**调料**：盐2克、鸡粉2克、白胡椒粉3克、料酒5毫升、食用油适量

南瓜木耳糯米粥

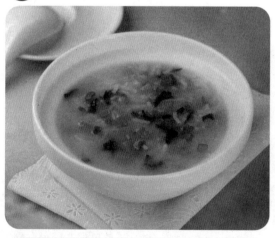

🍴**做法**

1 洗净去皮的南瓜切片，再切条形，改切成丁。
2 洗净的木耳切碎备用。
3 砂锅中注入适量清水烧开，倒入洗好的糯米拌煮至沸，再放入切好的木耳搅拌匀，盖上盖，烧开后用小火煮30分钟至食材熟软。
4 揭盖，倒入南瓜丁，快速搅拌匀，再次盖好盖，用小火续煮15分钟至全部食材熟透。
5 加入盐、鸡粉拌匀调味，淋入食用油，转中火拌煮至入味。
6 关火后盛出煮好的糯米粥，装入碗中，撒上葱花即可。

🌿**材料**：水发糯米100克、水发木耳80克、南瓜50克、葱花少许

🥄**调料**：盐2克、鸡粉2克、食用油少许

蒜香鲳鱼

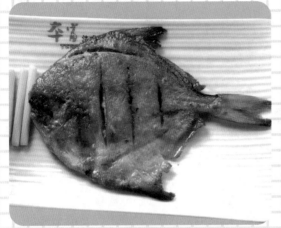

🌿**材料**：鲳鱼 500 克、蒜苗梗适量、蒜片适量、姜片适量

🥄**调料**：盐 4 克、鸡粉 3 克、生粉适量、料酒 5 毫升、生抽 5 毫升、陈醋 3 毫升、白糖 3 克、食用油适量

🍴**做法**

1 将处理干净的鲳鱼两面划上一字花刀。

2 鲳鱼两面撒上少许盐、鸡粉抹匀，淋上料酒，撒上生粉，腌渍片刻。

3 热锅注油烧至七成热，放入鲳鱼，炸 3 分钟至熟。

4 将炸好的鲳鱼捞出，沥干油待用。

5 锅留底油，倒入蒜苗梗、蒜片、姜片爆香。

6 淋入料酒，加入适量清水，淋入生抽、陈醋，加入白糖、鸡粉、盐拌匀调味，煮至沸腾。

7 放入鲳鱼，煮 3 分钟至入味。

8 将煮好的鲳鱼盛出装盘即可。

 芡实核桃糊

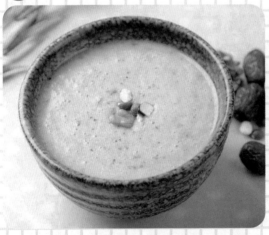

🌿**材料**：红枣 15 克、芡实 150 克、核桃仁 35 克

🥄**调料**：白糖适量

🍴**做法**

1 洗净的红枣对半切开，去核。

2 取豆浆机，倒入备好的红枣、核桃仁、芡实，注入适量清水至水位线即可，加入少许白糖。

3 盖上豆浆机机头，选择"快速豆浆"，再选择"启动"键，开始打糊。

4 待豆浆机运转 15 分钟，即成核桃糊。

5 断电后打开豆浆机机头，将打好的核桃糊倒入碗中即可。

牛奶莲子汤

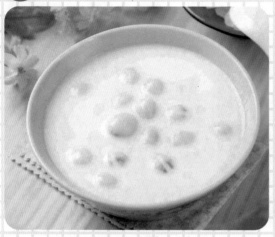

做法

1 砂锅中注水烧开，放入泡好的莲子。
2 盖上盖，用大火煮开后转小火续煮 40 分钟至熟软。
3 揭盖，加入白糖，搅拌至白糖完全溶化。
4 倒入牛奶，稍煮片刻至入味。
5 关火后盛出煮好的甜汤，装碗即可。

材料： 牛奶 250 毫升、去心莲子 100 克

调料： 白糖 15 克

 # 花生小米糊

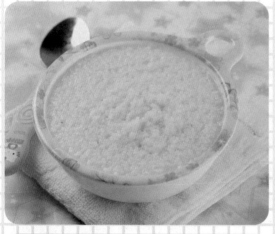

做法

1 锅中倒入适量清水，加入少许食粉，倒入花生仁，盖上盖，烧开后煮 2 分钟至熟。
2 揭盖，把煮好的花生仁捞出，放入清水中，去掉红衣。
3 把去好皮的花生仁放入木臼中，压碎压烂，装入盘中待用。
4 取榨汁机，选干磨刀座组合，把花生倒入杯中磨成末。
5 将花生末倒入盘中待用。
6 汤锅中注入清水烧开，倒入洗好的小米拌匀，盖上盖，转小火煮 30 分钟至小米熟烂。
7 揭盖，倒入花生末拌匀，煮至沸腾。
8 把煮好的米糊盛入碗中即可。

材料： 花生仁 50 克、小米 85 克、食粉少许

蔬菜三文鱼粥

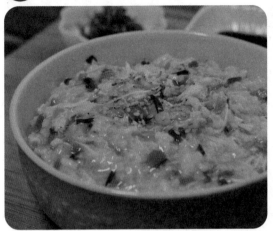

材料： 三文鱼 120 克、胡萝卜 50 克、芹菜 20 克

调料： 盐 3 克、鸡粉 3 克、水淀粉 3 克、食用油适量

做法

1 将洗净的芹菜切成粒；去皮洗好的胡萝卜切厚片，切条，改切成粒。

2 将洗好的三文鱼切成片，装入碗中，放入少许盐、鸡粉、水淀粉拌匀，腌渍 15 分钟至入味。

3 砂锅中注入适量清水用大火烧开，倒入水发大米，淋入食用油搅拌匀，加盖，慢火煲 30 分钟至大米熟透。

4 揭盖，倒入切好的胡萝卜粒，再次盖上盖，慢火煮 5 分钟至食材熟烂。

5 揭盖，加入三文鱼、芹菜拌匀煮沸。

6 加入盐、鸡粉拌匀调味即可。

 ## 水饺鲫鱼汤

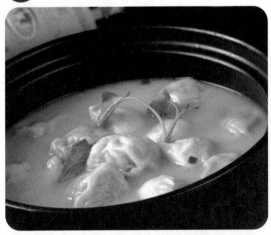

材料： 水饺 400 克、鲫鱼 1 条、姜丝少许、葱花少许

调料： 盐 3 克、鸡粉 3 克、食用油适量

做法

1 用油起锅，放入处理干净的鲫鱼，用小火煎一会儿至散出香味。

2 翻转鱼身，续煎至两面断生。

3 关火后盛出煎好的鲫鱼，装入盘中待用。

4 锅中注入适量清水用大火烧开，撒上姜丝，放入煎过的鲫鱼，加入鸡粉、盐搅匀调味。

5 撇去浮沫，盖上盖，用中火煮 3 分钟至鱼肉熟软。

6 揭盖，轻轻搅拌匀，倒入备好的饺子，再次盖上盖，用大火煮 3 分钟至饺子上浮。

7 将煮好的食材盛入碗中，撒上葱花即可。

玉米小米豆浆

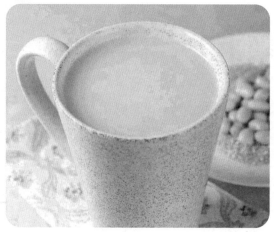

♨做法

1 将小米、玉米碎倒入碗中，放入已浸泡8小时的黄豆，注入适量清水，用手搓洗干净。
2 把洗好的食材倒入滤网，沥干水分。
3 将洗净的食材倒入豆浆机中，注入适量清水至水位线即可。
4 盖上豆浆机机头，选择"五谷"程序，再选择"开始"键，开始打浆。
5 待豆浆机运转20分钟，即成豆浆。
6 豆浆机断电后取下机头，把煮好的豆浆倒入滤网，滤取豆浆。
7 将滤好的豆浆倒入杯中即可。

🌱材料：玉米碎8克、小米10克、水发黄豆40克

酸奶西瓜

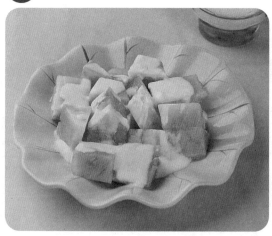

♨做法

1 西瓜对半切开，改切成小瓣，取出果肉，切成小方块备用。
2 取一个干净的盘子，放入切好的西瓜果肉，码放整齐。
3 将备好的酸奶均匀地淋在西瓜上即可。

🌱材料：西瓜350克、酸奶120毫升

养颜润肤

　　女性朋友们都希望自己的皮肤滑滑嫩嫩、细腻没有皱纹。但是随着年龄的增长，体内胶原蛋白不断流失，新陈代谢也变得缓慢，皮肤变得松弛、缺乏弹性，甚至长出斑点。因此，大家平时可以多吃一些具有养颜润肤功效的食物，保持水嫩、细腻的皮肤，这样能够令自己更加光彩照人。常见的具有美颜润肤功效的食物有红枣、枸杞、桂圆、木耳、花生、胡萝卜、小豆、葡萄、西蓝花、蜂蜜、牛奶、苹果、猪蹄、西红柿、芝麻、土豆、包菜、香菇、丝瓜等。

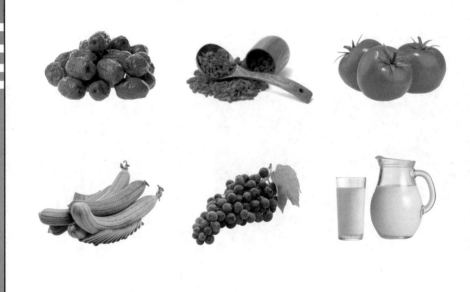

西红柿豆腐汤

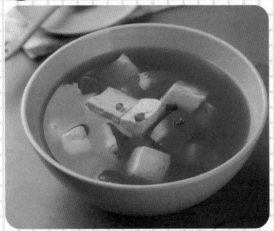

🍴 做法

1 锅中注入适量清水烧开，倒入洗净切好的豆腐，煮 2 分钟。
2 捞出煮好的豆腐，装盘备用。
3 另起锅，注入适量清水烧开，倒入切好的西红柿。
4 加入盐、鸡粉，盖上盖，煮 2 分钟。
5 加入少许番茄酱搅拌匀。
6 倒入煮好的豆腐拌匀，盖上盖，煮 1 分钟至熟。
7 盛出煮好的汤，装入碗中，撒上葱花即可。

🌿 **材料：** 豆腐块 180 克、西红柿块 150 克、葱花少许

🥄 **调料：** 盐 2 克、鸡粉 2 克、番茄酱适量

松子香菇

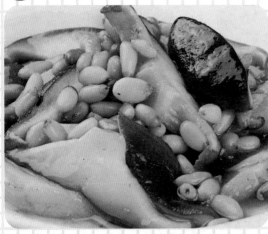

🍴 做法

1 把洗净的香菇切成小块，装入盘中待用。
2 热锅注油烧至三成热，倒入洗好的松仁轻轻搅动，滑油半分钟。
3 待松仁呈金黄色后捞出，沥干油，待用。
4 锅底留油烧热，下入姜片、葱段爆香。
5 倒入切好的香菇翻炒匀，淋入米酒炒匀提鲜，注入适量清水，翻炒至食材熟软。
6 转小火，加入盐、鸡粉炒匀调味。
7 倒入生抽翻炒至香菇入味。
8 淋入水淀粉翻炒匀。
9 关火后盛出炒好的香菇，撒上炸好的松仁即可。

🌿 **材料：** 鲜香菇 70 克、松仁 30 克、姜片少许、葱段少许

🥄 **调料：** 盐 2 克、鸡粉少许、米酒 4 毫升、生抽 3 毫升、水淀粉适量、食用油适量

香醋炝莲白

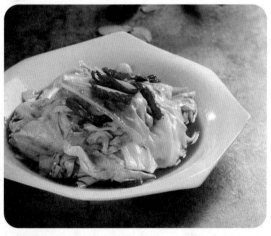

材料： 包菜 300 克、蒜末适量、干辣椒适量

调料： 盐 3 克、鸡粉 3 克、生抽 5 毫升、白醋 3 毫升、食用油适量

做法

1 洗净的包菜切成块。
2 热锅注油，倒入蒜末、干辣椒爆香。
3 倒入包菜，快速翻炒匀。
4 加入盐、鸡粉、生抽，淋入白醋，炒匀入味。
5 关火后将炒好的食材盛入碗中即可。

胡萝卜西红柿汤

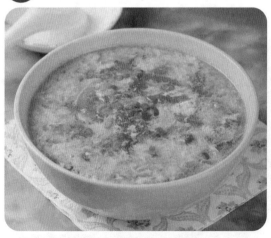

材料： 胡萝卜 30 克、西红柿 120 克、鸡蛋 1 个、姜丝少许、葱花少许

调料： 盐少许、鸡粉 2 克、食用油适量

做法

1 洗净去皮的胡萝卜用斜刀切段，再切成薄片。
2 洗好的西红柿对半切开，切片。
3 鸡蛋打入碗中，打散待用。
4 锅中倒入食用油烧热，放入姜丝爆香。
5 倒入胡萝卜片、西红柿片炒匀，注入适量清水，盖上盖，用中火煮 3 分钟。
6 揭盖，加入盐、鸡粉，搅拌均匀至食材入味。
7 倒入备好的蛋液，边倒边搅拌至蛋花成形。
8 关火后盛出煮好的汤，装入碗中，撒上葱花即可。

红烧猪蹄

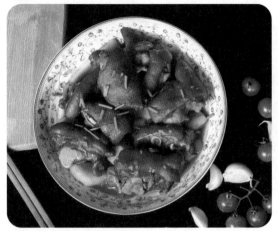

材料：猪蹄块 500 克、土豆块 200 克，葱花、姜末、蒜末各少许

调料：草果、香叶、八角、花椒、冰糖、盐、鸡粉、五香粉、生抽、老抽、料酒、食用油各适量

做法

1 猪蹄块汆水，控干水分备用。
2 热锅注油，放入冰糖炒糖色。
3 倒入猪蹄、蒜末、姜末翻炒均匀。
4 放入香料炒出香味，淋入料酒、生抽、老抽，加入五香粉炒匀，加入适量清水，用小火炖 1 小时。
5 加入土豆块，继续炖半小时。
6 最后加入盐、鸡粉调味，撒上葱花即可。

 ## 银耳莲子马蹄羹

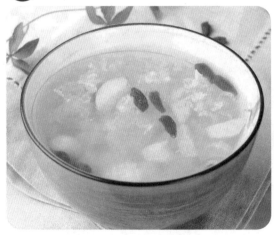

材料：水发银耳 150 克、去皮马蹄 80 克、水发莲子 100 克、枸杞 15 克

调料：冰糖 40 克

做法

1 洗净的马蹄切碎，洗净的莲子去心。
2 砂锅中注入适量清水烧开，倒入马蹄、莲子、银耳拌匀。
3 加盖，大火煮开转小火煮 1 小时至熟。
4 揭盖，加入冰糖、枸杞拌匀。
5 再次盖上盖，续煮 10 分钟至冰糖溶化。
6 揭盖，稍稍搅拌至入味。
7 关火后盛出煮好的食材，装入碗中即可。

人参红枣汤

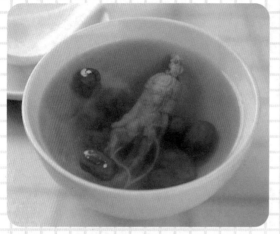

材料：人参 10 克、红枣 15 克

做法
1 砂锅中注入适量清水烧热，倒入洗好的红枣、人参拌匀。
2 盖上盖，煮开后用小火煮 30 分钟至药材析出有效成分。
3 关火后盛出煮好的药汤，装入碗中，趁热饮用即可。

红枣枸杞米糊

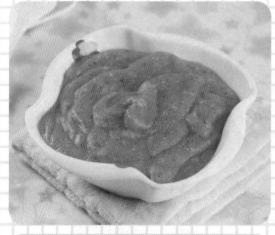

材料：米碎 50 克、红枣 20 克、枸杞 10 克

做法
1 把洗净的红枣切开，去除果核，再切成丁。
2 取榨汁机，选择搅拌刀座组合，放入洗好的枸杞，倒入红枣丁，再倒入泡发的米碎。
3 盖上盖，选择"搅拌"功能，将全部食材搅成碎末。
4 取出搅拌好的食材，即成红枣米浆。
5 汤锅上火烧热，倒入红枣米浆搅拌匀，用小火煮至米浆呈糊状。
6 关火后盛出煮好的米糊，装入碗中即可。

枸杞百合炖丝瓜

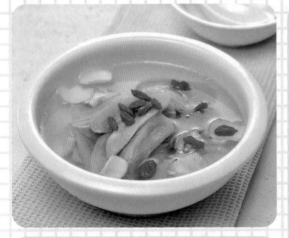

🍴 **做法**

1 丝瓜去皮，切成段，改切成片；鲜百合掰成瓣。

2 砂锅中注入适量清水，下入丝瓜、百合、枸杞，滴入食用油，盖上盖，小火煲 30 分钟。

3 揭盖，加入盐、鸡粉拌匀调味即可。

🌿 **材料：** 丝瓜 200 克、鲜百合 50 克、枸杞 10 克

🍲 **调料：** 盐 3 克、鸡粉 3 克、食用油适量

鸡蛋胡萝卜泥

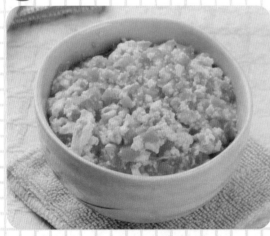

🍴 **做法**

1 洗净的胡萝卜切片，切成条，改切成丁，装入盘中待用。

2 把装有胡萝卜的盘子放入烧开的蒸锅中，盖上盖，用中火蒸 10 分钟。

3 揭盖，放入豆腐，再次盖上盖，用中火继续蒸 2 分钟至食材熟透。

4 把蒸好的胡萝卜和豆腐取出，分别剁成泥。

5 鸡蛋打入碗中，用筷子打散调匀。

6 用油起锅，倒入胡萝卜泥，加适量清水拌炒片刻。

7 加入豆腐泥，拌炒至胡萝卜和豆腐混合均匀。

8 调入盐炒匀，再倒入备好的蛋液，快速炒匀至蛋液凝固即可。

🌿 **材料：** 胡萝卜 100 克、豆腐 120 克、鸡蛋 1 个

🍲 **调料：** 盐少许、食用油适量

珍珠鲜奶安神养颜饮

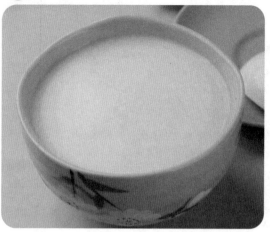

做法

1 锅中注入适量清水烧开，倒入牛奶拌匀。

2 盖上盖，烧开后用小火煮2分钟至散发出香味。

3 揭盖，放入白糖，拌煮至白糖完全溶化。

4 取一个碗，倒入珍珠粉，把煮好的牛奶盛入装有珍珠粉的碗中拌匀，待稍微放凉即可饮用。

材料： 牛奶50毫升、珍珠粉5克

调料： 白糖10克

樱桃鲜奶

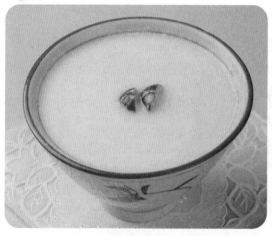

做法

1 洗净的樱桃去蒂，切开去核，切成粒。

2 砂锅中注入适量清水烧开，倒入备好的牛奶搅拌匀，煮至沸。

3 倒入切好的樱桃拌匀，略煮片刻。

4 把煮好的樱桃牛奶盛入碗中即可。

材料： 樱桃90克、脱脂牛奶250毫升

黄瓜苹果汁

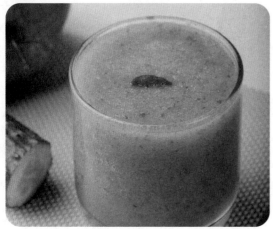

🌿 **材料**：黄瓜 120 克、苹果 120 克

🥄 **调料**：蜂蜜 15 克

🍴 **做法**

1 洗好的黄瓜切条，改切成丁；洗净的苹果切瓣，去核，再切成小块备用。

2 取榨汁机，选择搅拌刀座组合，倒入切好的黄瓜、苹果，倒入适量纯净水。

3 盖上盖，选择"榨汁"功能，榨取果蔬汁。

4 揭盖，加入蜂蜜，再次盖上盖，选择"榨汁"功能，搅拌均匀。

5 断电后将榨好的果蔬汁倒入杯中即可。

 # 马蹄汁

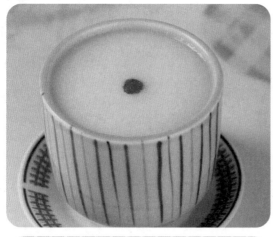

🌿 **材料**：马蹄肉 100 克

🥄 **调料**：蜂蜜适量

🍴 **做法**

1 洗净去皮的马蹄切成小块备用。

2 取榨汁机，选择搅拌刀座组合，倒入马蹄，加入适量纯净水。

3 盖上盖，选择"榨汁"功能，榨取马蹄汁。

4 揭盖，放入蜂蜜，再次盖上盖，搅拌均匀。

5 断电后将榨好的马蹄汁倒入杯中即可。

美体减脂

　　爱美之心人皆有之，无论男女都希望自己拥有好身材。为了让自己变得又美又有气质，为了拥有令人羡慕的身材，很多女性朋友甚至把减肥当成奋斗一生的事。其实，想要拥有模特儿般的轻盈体态，离不开饮食的调理。日常可以多吃一些含膳食纤维较多的食物，因为膳食纤维能阻碍食物的吸收，膳食纤维在胃内吸水膨胀，可形成较大的体积，使人产生饱腹感，有助于减少食量。主食粗粮比细粮好，豆类、薯类比普通粗粮好。肉类应选择脂肪含量低的，如鸡肉、鱼肉等。另外，芹菜、白菜、竹笋、西蓝花、黄瓜、菠菜、柿子椒、西红柿、绿豆芽、冬瓜、玉米、洋葱、山药、火龙果、猕猴桃、葡萄、菠萝、木瓜等新鲜蔬菜和水果也有利于减脂塑形。

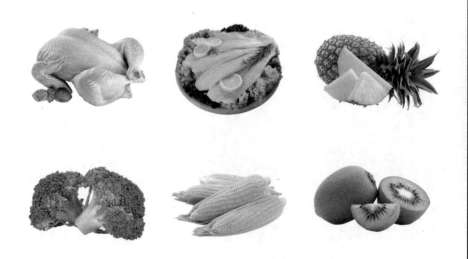

蚝油西蓝花

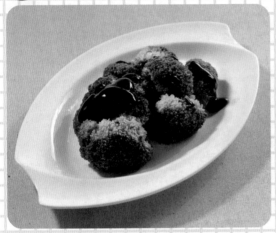

🍴做法

1 洗净的西蓝花切小朵。
2 锅内注水烧开，加入盐、食用油拌匀。
3 倒入西蓝花煮至断生。
4 捞出西蓝花，沥干水摆放在盘中，倒上备好的蚝油即可。

🥢**材料**：西蓝花 200 克

🥄**调料**：盐 2 克、蚝油 30 毫升、食用油适量

木瓜银耳汤

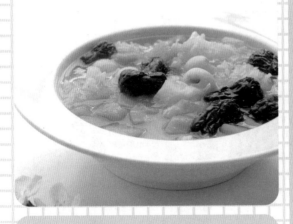

🍴做法

1 洗净的木瓜切块待用。
2 砂锅注水烧开，倒入切好的木瓜，放入洗净泡好的银耳，加入洗净泡好的莲子和红枣搅匀。
3 加盖，用大火煮开后转小火续煮 30 分钟至食材变软。
4 揭盖，倒入枸杞，放入冰糖搅拌均匀。
5 再次盖上盖，续煮 10 分钟至食材熟软入味。
6 关火后盛出煮好的甜品汤，装碗即可。

🥢**材料**：木瓜 200 克、枸杞 30 克、水发莲子 65 克、水发银耳 95 克、红枣适量

🥄**调料**：冰糖 40 克

橘子稀粥

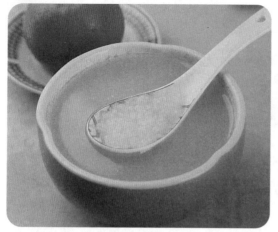

材料：水发米碎 90 克、橘子果肉 60 克

做法

1 取榨汁机，选择搅拌刀座组合，放入橘子肉，注入适量温开水，盖上盖。
2 通电后选择"榨汁"功能，榨取果汁。
3 断电后倒出果汁，滤入碗中备用。
4 砂锅中注入适量清水烧开，倒入洗净的米碎搅拌均匀。
5 盖上盖，烧开后用小火煮 20 分钟至其熟透。
6 揭盖，倒入橘子汁搅拌匀。
7 关火后将煮好的橘子稀粥盛入碗中即可。

蔬菜炒牛肉

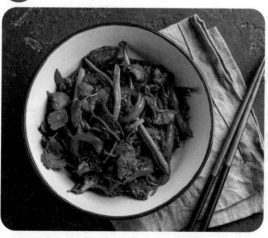

材料：牛肉 200 克、四季豆 50 克、西蓝花 50 克、彩椒 50 克、胡萝卜 50 克、蒜末少许、葱段少许

调料：盐、鸡粉、料酒、生抽、食用油各适量

做法

1 西蓝花掰小朵洗净，四季豆洗净，彩椒切粗丝，去皮胡萝卜切细丝。
2 西蓝花、四季豆、胡萝卜分别焯水至断生。
3 牛肉切成片，装入碗中，淋入料酒、生抽、食用油拌匀，腌渍 20 分钟。
4 锅中注油烧热，放入蒜末、葱段爆香。
5 放入牛肉炒匀，放入彩椒翻炒至熟软。
6 加入焯水后的食材，快速翻炒均匀。
7 加入盐、鸡粉炒匀即可。

西米香芋椰奶露

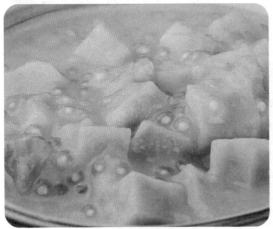

🥬**材料**：香芋 300 克、西米 35 克、椰奶 200 毫升

🍲**调料**：白糖适量

🍴做法

1 去皮洗净的香芋切厚片，再切成条形，改成小丁，盛在盘中待用。
2 锅中注入 600 毫升清水烧开，放入西米，搅散。
3 盖上盖，用中火煮 10 分钟至汤水呈黏稠状。
4 揭盖，倒入香芋丁拌匀。
5 再次盖上盖，烧沸后转小火煮 15 分钟至食材熟软。
6 揭盖，倒入椰奶拌匀，煮 1 分钟至食材散发出椰奶香。
7 撒上白糖拌匀，用小火续煮 2 分钟至白糖完全溶化。
8 关火，盛出煮好的甜汤即可。

鳕鱼蛋糕

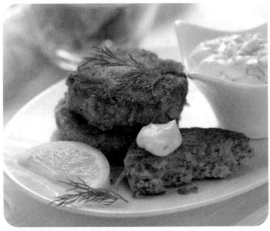

🥬**材料**：鳕鱼肉 150 克、面粉适量、茴香叶少许、柠檬 20 克

🍲**调料**：盐适量、鸡粉适量、食用油适量

🍴做法

1 鳕鱼肉洗净剁成末，茴香叶洗净切碎。
2 取一个大碗，倒入鱼肉末、茴香叶、面粉，加入盐、鸡粉，挤入柠檬汁，注入少许清水，搅拌均匀至面糊起劲。
3 取少许面糊，搓圆再压扁，制成饼坯，剩下的面糊依次制成饼坯。
4 平底锅中注油烧热，放入饼坯，煎至两面金黄熟透即可。

小鸡蘑菇炖粉条

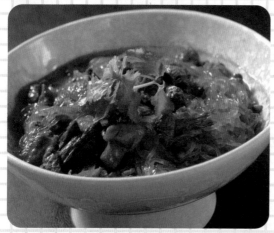

材料：熟鸡肉 500 克、水发红薯粉 600 克、蘑菇 100 克、姜片适量、蒜片适量、葱花适量、干辣椒段少许

调料：八角少许、桂皮少许、料酒 5 毫升、老抽 5 毫升、蚝油 5 毫升、盐 3 克、鸡粉 3 克、白糖 3 克、十三香少许、水淀粉适量、食用油适量

做法

1 熟鸡肉斩成块，泡发洗好的红薯粉切成段。
2 锅中加适量清水烧开，倒入红薯粉，焯煮至变软，捞出装入碗中。
3 倒入洗净切好的蘑菇，焯熟后捞出，装碗待用。
4 热锅注油，倒入鸡块滑油片刻，捞出。
5 锅底留油，倒入洗净的干辣椒、八角、桂皮炒香。
6 倒入姜片、蒜片拌炒匀，放入焯好水的蘑菇，倒入鸡肉翻炒匀。
7 加入料酒、老抽、蚝油、盐、白糖、鸡粉炒半分钟调味。
8 倒入红薯粉，加入十三香炒匀，注入适量清水炖煮片刻。
9 加入水淀粉勾芡，拌炒至食材熟透，盛入碗中，撒上葱花即可。

南瓜圣女果排毒汤

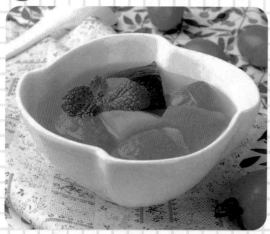

材料：小南瓜 230 克、圣女果 70 克、胡萝卜 45 克、苹果 110 克

调料：蜂蜜 30 克

做法

1 洗净的胡萝卜切滚刀块；洗好的苹果对半切开，去核，再切块；洗净的小南瓜切块待用。
2 砂锅中注入适量清水烧开，倒入胡萝卜、苹果、小南瓜、圣女果拌匀。
3 加盖，大火煮开后转小火煮 30 分钟至熟。
4 揭盖，淋入蜂蜜，搅拌片刻至入味。
5 关火后盛出煮好的汤，装入碗中即可。

蔬菜米粉汤

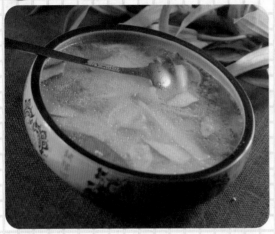

做法

1 洗净的西红柿对半切开，再切成片。
2 黄瓜对半切开，改切成薄片。
3 热锅注油，倒入西红柿、黄瓜炒匀。
4 注入适量清水，倒入米粉煮沸。
5 加入盐、鸡粉、生抽拌匀调味。
6 关火后将食材盛入碗中，撒上葱花即可。

材料：宽米粉 100 克、西红柿 50 克、黄瓜 50 克、葱花少许

调料：盐、鸡粉、生抽、食用油各适量

茄子稀饭

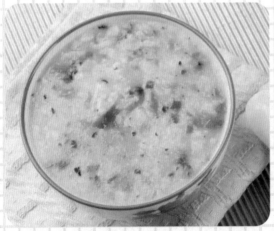

做法

1 将洗好的胡萝卜切片，再切丝，改切成粒；洗净的洋葱切丝，改切成粒。
2 洗好的茄子切成片，再切丝，改切成粒。
3 洗净的牛肉切片，再剁成肉末。
4 锅中注油烧热，倒入牛肉末炒匀，加入生抽翻炒匀。
5 倒入洋葱、胡萝卜、茄子拌炒 1 分钟至食材熟透，盛出待用。
6 汤锅中注入适量清水烧开，倒入米饭拌匀，煮沸后盖上盖，转小火煮 20 分钟至其软烂。
7 揭盖，稍加搅拌，倒入炒好的食材拌匀，煮沸。
8 放入盐拌匀调味即可。

材料：茄子 60 克、牛肉 80 克、胡萝卜 50 克、洋葱 30 克、米饭 150 克

调料：盐少许、生抽 2 毫升、食用油适量

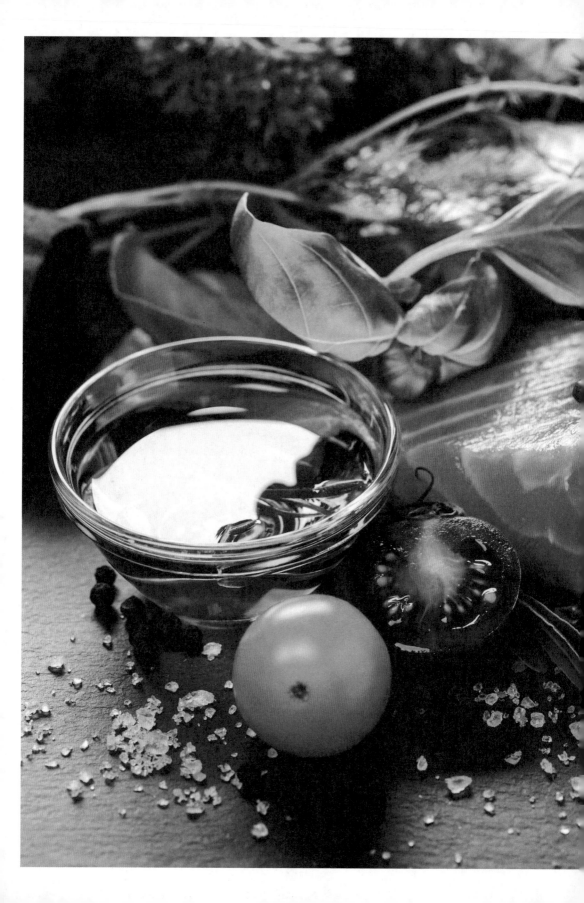

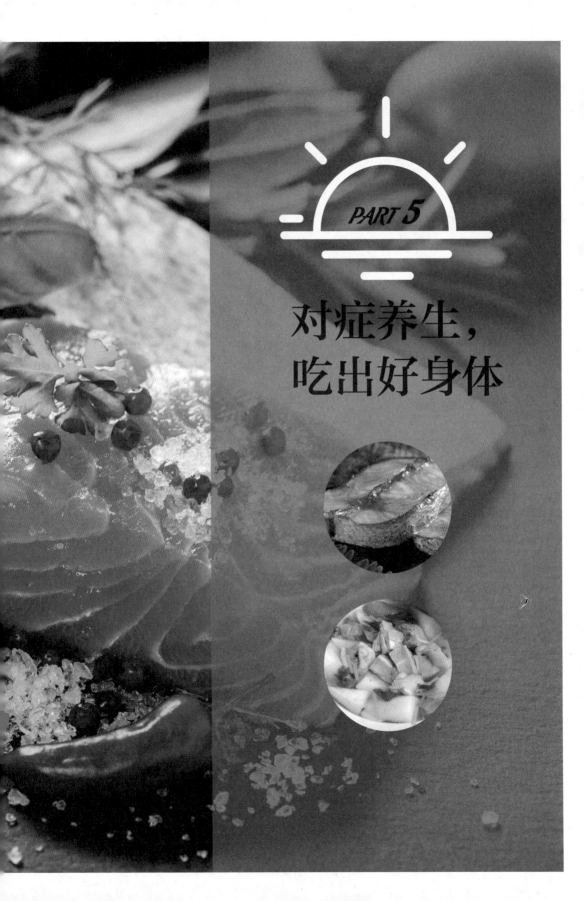

PART 5

对症养生，
吃出好身体

高血压

病症分析

高血压是指以体循环动脉血压（收缩压和/或舒张压）增高为主要特征（收缩压 ≥ 140 毫米汞柱，舒张压 ≥ 90 毫米汞柱），常伴有心、脑、肾、视网膜等器官功能性或者器质性改变，以及脂肪和糖代谢紊乱等现象的病症。高血压是最常见的慢性病，也是心脑血管病最主要的危险因素。发病率有随着年龄增长而增高的趋势，40 岁以上人群发病率高。

饮食原则

高血压患者宜选择膳食纤维含量较高的食物，可以加速胆固醇的排出，中老年人可根据自己肠胃的耐受情况，在饮食中添加此类食物，如糙米、玉米、小米、绿豆、小豆、黑芝麻、黄豆、南瓜等；宜多食用富含维生素、钾的食物，有降血压的功效，如莴笋、苹果、梨、西瓜、菠萝、木瓜、红薯、菠菜、荠菜、山楂等；宜多食用具有清除氧自由基作用的食物，如大蒜、芦笋、洋葱、芹菜、蘑菇、禽蛋等。

忌食肥甘厚味的食物，如肥肉、羊肉、狗肉、动物油等；忌吃烧烤油炸类食物，如炸鸡、烤鸭等；忌吃高钠高钾的食物，如酱菜、卤制品等。

马齿苋瘦肉粥

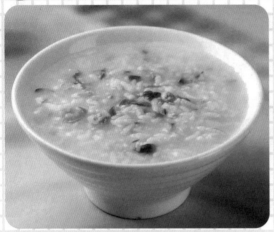

做法

1 洗好的马齿苋切碎备用。
2 砂锅中注入适量清水烧开，倒入洗好的大米，搅拌匀。
3 盖上盖，用小火炖 30 分钟至大米熟软。
4 揭盖，倒入瘦肉末搅匀，煮至沸。
5 放入马齿苋，加入盐、鸡粉搅匀调味，用小火再煮片刻。
6 关火，将煮好的瘦肉粥盛入碗中即可。

材料：马齿苋 40 克、瘦肉末 70 克、水发大米 100 克

调料：盐 2 克、鸡粉 2 克

 双豆烧排骨

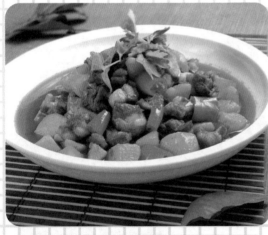

做法

1 洗净去皮的土豆切块，红椒切成段，排骨切成段。
2 热锅注油，倒入蒜末爆香。
3 倒入排骨、黄豆拌匀。
4 注入适量清水，加盖煮 20 分钟。
5 揭盖，倒入土豆、红椒，再注入适量清水，继续煮 10 分钟。
6 加入盐、鸡粉、生抽拌匀调味。
7 关火后将煮好的食材盛入碗中即可。

材料：土豆 150 克、水发黄豆 90 克、排骨 300 克、红椒 50 克、蒜末少许

调料：盐 3 克、鸡粉 3 克、生抽 5 毫升、食用油适量

酱焖杏鲍菇

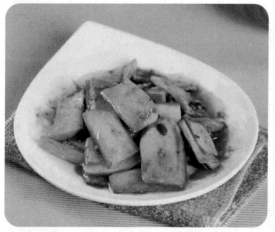

🌱**材料：** 杏鲍菇90克、姜末少许、蒜末少许、葱段少许

🥄**调料：** 盐3克、鸡粉4克、料酒5毫升、黄豆酱8克、老抽2毫升、水淀粉适量、食用油适量

🍴**做法**

1 将洗净的杏鲍菇切段，对半切开，改切成片。

2 锅中注入适量清水烧开，放入少许盐、鸡粉，倒入杏鲍菇，倒入少许料酒，煮2分钟至熟。

3 把煮好的杏鲍菇捞出备用。

4 用油起锅，放入姜末、蒜末、葱段爆香，倒入杏鲍菇拌炒匀，淋入料酒炒香。

5 放入黄豆酱翻炒匀，加水，放鸡粉，淋入老抽，炒匀上色。

6 加入盐炒匀调味，用大火收汁。

7 淋入水淀粉，快速拌炒均匀即可。

山楂果茶

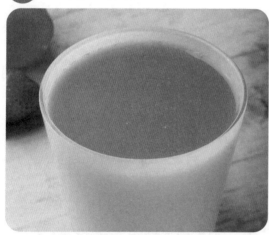

🌱**材料：** 胡萝卜120克、鲜山楂90克

🥄**调料：** 冰糖15克

🍴**做法**

1 将洗净去皮的胡萝卜切成条，再切小块。

2 洗净的山楂切开，去除果蒂和果核，改切成小块待用。

3 取榨汁机，选择搅拌刀座组合，倒入切好的食材，注入适量纯净水。

4 盖好盖，通电后选择"榨汁"功能，搅拌一会儿，榨取蔬果汁待用。

5 砂锅置火上，倒入榨好的蔬果汁，用大火煮片刻。

6 放入冰糖搅拌匀，转中火续煮一会儿至冰糖完全溶化。

7 关火后盛出煮好的果茶，装入杯中即可。

高脂血症

病症分析

高脂血症是血脂异常的统称，通常符合以下一项或几项即可诊断为高脂血症：总胆固醇、三酰甘油过高；低密度脂蛋白胆固醇过高；高密度脂蛋白胆固醇过低。高脂血症是一种常见病症，在中老年人当中发病率高。高脂血症的发生与遗传因素以及高胆固醇、高脂肪饮食有关，也可由糖尿病、肝病、肾病、肥胖等疾病引起。

饮食原则

高脂血症患者日常生活中应多进食可抑制脂肪吸收的食物，如玉米须、薏米、佛手、山药、红枣等；适当增加不饱和脂肪酸的摄入可降低血脂，保护心血管系统，此类食物有小米、小麦、玉米、大豆、绿豆、绿茶、海鱼、山楂、香菇等；适当摄入膳食纤维含量较高的食物可促进身体的新陈代谢，增加胃肠蠕动功能，减少食物在体内堆积的时间，此类食物有花菜、胡萝卜、红薯、芋头、燕麦、荠菜、香蕉、芹菜等。

少吃或忌吃脂肪含量高的食物，如肥肉、羊肉等；忌吃油炸烧烤类食物，如炸鸡、烤鸭、汉堡等；忌吃含胆固醇高的食物，如动物油脂、动物内脏、鸭蛋黄等。

蛋花麦片粥

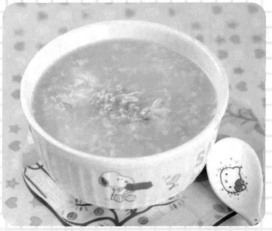

🍴做法

1 将鸡蛋打入碗中，用筷子打散调匀。
2 锅中注入适量清水烧热，倒入燕麦片搅拌匀。
3 盖上盖，用小火煮20分钟至燕麦片熟烂。
4 揭盖，倒入备好的蛋液拌匀。
5 加入盐，拌匀煮沸。
6 关火，将煮好的粥盛入碗中即可。

🌱**材料**：鸡蛋1个、燕麦片50克

🥄**调料**：盐2克

香煎银鳕鱼

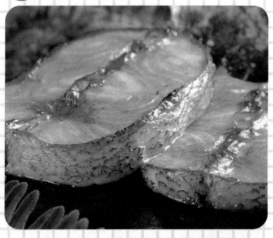

🍴做法

1 洗净的鳕鱼用纸巾吸干表面的水分，再均匀地抹上盐，挤上柠檬汁，撒上黑胡椒粉，腌渍15分钟。
2 热锅注油，放入鳕鱼，中火煎出焦香味。
3 煎至两面呈焦黄色。
4 盛出煎好的鳕鱼，摆盘即可。

🌱**材料**：鳕鱼200克

🥄**调料**：盐3克、柠檬汁适量、黑胡椒粉3克、食用油适量

香蕉牛奶甜汤

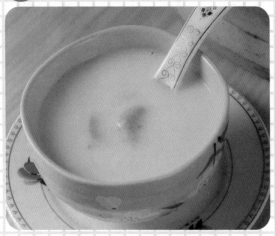

🍴 **做法**

1 香蕉去皮，切成小块。
2 锅中注入适量清水烧开，倒入香蕉搅拌片刻，盖上盖，用小火煮7分钟。
3 揭盖，倒入备好的牛奶，加入白糖，搅拌片刻至白糖完全溶化。
4 将煮好的香蕉甜汤盛入碗中即可。

🌿 **材料：**香蕉60克、牛奶少许

🥄 **调料：**白糖适量

山楂水

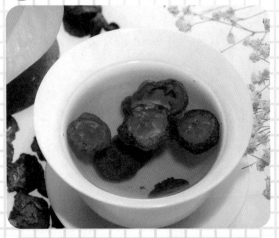

🍴 **做法**

1 将洗净的山楂切开，去除果蒂果核，改切成小块。
2 砂锅中注水烧开，放入切好的山楂，盖上盖，烧开后用小火煮15分钟至熟。
3 揭盖，加入白糖搅拌均匀，煮至白糖完全溶化。
4 关火后盛出煮好的山楂水即可。

🌿 **材料：**鲜山楂75克

🥄 **调料：**白糖适量

糖尿病

病症分析

糖尿病是一组以高血糖为特征的代谢性疾病，由各种致病因子作用于人体导致胰岛功能减退、胰岛素抵抗而引发的糖、蛋白质、脂肪、水和电解质等一系列代谢紊乱综合征。糖尿病患者因长期存在高血糖，易导致身体各组织，特别是眼、肾、心脏、血管、神经的慢性损害及功能性障碍。典型的糖尿病患者会出现"三多一少"的症状，即多食、多尿、多饮、身体消瘦。此外，还有眼睛疲劳、视力下降、手脚麻痹、发抖、夜间小腿抽筋等全身不适症状。

饮食原则

糖尿病患者宜摄入富含膳食纤维的食物，能减缓糖尿病患者的饥饿感，刺激消化液分泌，促进肠道蠕动，有利于新陈代谢的正常进行，可以降低餐后血糖；宜多吃低热量、高容积的蔬菜，能够产生饱足感，不至于常常感到饥饿，如西红柿、菠菜、黄瓜、白菜、油菜、豆芽、茄子、韭菜等；宜选用具有对抗肾上腺素、促进胰岛素分泌功能的食物，如柚子、番石榴、芝麻、葡萄、梨、芹菜、花菜等；多吃富含硒的食物，如鱼、香菇、芝麻、大蒜、芥菜等，有利于降低血糖，改善糖尿病症状。另外，缺钙会促使糖尿病患者的病情加重，因此应多吃富含钙的食物，如虾皮、海带、排骨、芝麻酱、黄豆、牛奶等。

忌吃脂肪含量高的食物，如肥肉、油炸食品等；忌吃含糖量高的食物，如红枣、甘蔗等；少食淀粉含量较高的食物，如土豆、芋头、粉丝等。

西红柿拌汤

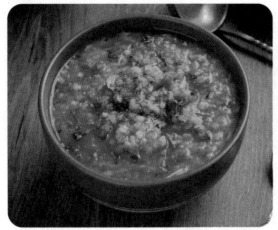

材料： 西红柿 100 克、鸡蛋 2 个、面粉 180 克、香菜叶少许、葱段少许

调料： 盐 1 克、鸡粉 1 克、胡椒粉 2 克、生抽 5 毫升、食用油适量

做法

1 洗净的西红柿对半切开，去蒂，切小块。

2 面粉中分次加入 20 毫升清水，拌至面疙瘩状待用。

3 用油起锅，倒入葱段爆香，放入切好的西红柿翻炒数下。

4 加入生抽，注入适量清水至没过西红柿，煮至汤汁沸腾。

5 倒入面疙瘩，加入盐、鸡粉搅拌均匀。

6 鸡蛋倒入碗中打散，倒入锅中煮成蛋花，撒入胡椒粉搅匀调味。

7 关火后盛出装碗，放上洗净的香菜即可。

 # 鱼块蔬菜沙拉

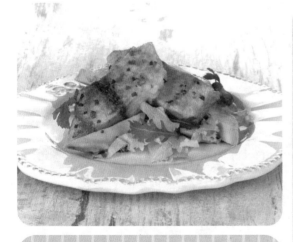

材料： 草鱼块 200 克、牛油果 1 个、生菜少许、苦菊少许、葱花少许

调料： 盐、鸡粉、柠檬汁、食用油各适量

做法

1 洗净的牛油果对半切开，去核，再分切成小瓣。

2 生菜洗净，切成丝；苦菊洗净。

3 取一个干净的盘，放入生菜、苦菊和牛油果待用。

4 草鱼块洗净，去除鱼皮，装入碗中。

5 加入盐、鸡粉、柠檬汁、葱花拌匀，腌渍 20 分钟。

6 锅中注油烧至七成热，放入草鱼块，煎熟至两面呈金黄色。

7 将煎好的草鱼块盛出，放入装有果蔬的盘中即可。

绿豆海带豆浆

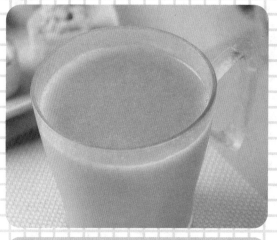

材料： 水发海带30克、水发绿豆40克、水发黄豆40克

做法

1 将洗净的海带切成条，再切成小方块备用。
2 将已浸泡6小时的绿豆倒入碗中，放入已浸泡8小时的黄豆，注入清水，用手搓洗干净。
3 把洗好的材料倒入滤网，沥干水分。
4 将备好的绿豆、黄豆、海带倒入豆浆机中，注入适量清水至水位线即可。
5 盖上豆浆机机头，选择"五谷"程序，再选择"开始"键，开始打浆。
6 待豆浆机运转15分钟，即成豆浆。
7 豆浆机断电后取下机头，把煮好的豆浆倒入滤网，滤取豆浆。
8 将滤好的豆浆倒入杯中即可。

 香蕉葡萄汁

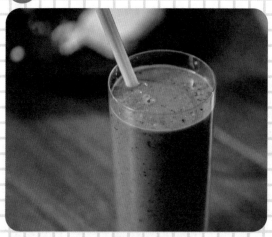

材料： 香蕉150克、葡萄120克

做法

1 香蕉去皮，果肉切成小块备用。
2 取榨汁机，选择搅拌刀座组合，将洗好的葡萄倒入搅拌杯中，再加入切好的香蕉，倒入适量纯净水。
3 盖上盖，选择"榨汁"功能，榨取果汁。
4 揭盖，将榨好的果汁倒入杯中即可。

感冒

病症分析

感冒是一种常见的急性上呼吸道病毒性感染性疾病，多由呼吸道病毒引起，其中以冠状病毒和鼻病毒为主要致病病毒。临床表现以鼻塞、喷嚏、流涕、咳嗽、头痛、恶寒发热、全身不适为特征，是一种自愈性疾病。全年均可发病，尤以春、冬季多见。

饮食原则

人体的发育以及受损细胞的修复和更新都离不开蛋白质，因此宜多食富含优质蛋白质的食物，增强身体抵抗力，如豆制品、坚果和奶制品等均富含蛋白质。感冒患者应多饮水，每天摄入液体总量 2500～5000 毫升，有助于退热发汗、排除毒素，可饮用开水、清淡的菜汤及新鲜的果汁，如西瓜汁、梨汁、甘蔗汁等。感冒期间身体各项功能下降，新陈代谢减慢，应避免多食肥甘厚味，减轻肠道压力。饮食当以流质食物为主，便于胃肠道吸收。

感冒期间，避免进食或忌多食鸭肉、猪肉、羊肉、狗肉等滋腻食品。应忌食油腻、油炸、黏滞、过咸、过硬及海腥食物，忌辛辣、刺激性食物，忌烟酒。

油麦菜豆干

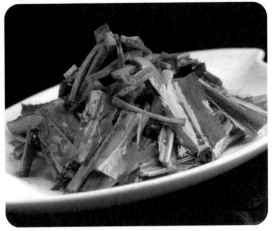

做法

1 香干切片。
2 油麦菜洗净，切长段。
3 锅内注水烧开，放入香干煮至断生后捞出，沥干水。
4 备好碗，倒入香干、油麦菜，加入盐、鸡粉、生抽、红油拌匀调味。
5 将拌匀的食材盛入盘中即可。

材料：香干 200 克、油麦菜 90 克

调料：盐 3 克、鸡粉 3 克、生抽 5 毫升、红油 10 毫升

 梨子糊

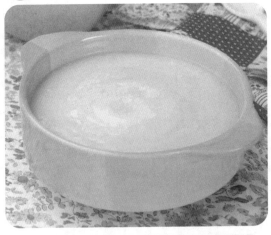

做法

1 洗净去皮的雪梨切碎待用。
2 奶锅置于火上，注入适量清水，倒入粳米粉，用中火拌煮 3 分钟至粳米粉溶化。
3 放入梨子碎，持续搅拌 3 分钟至食材熟透。
4 关火后盛出煮好的梨子糊，用滤网过滤到碗中。
5 将梨子糊倒入奶锅中，用小火煮 15 分钟至黏稠。
6 关火后盛出煮好的梨子糊，装入碗中即可。

材料：去皮雪梨 30 克、粳米粉 40 克

香菇白萝卜汤

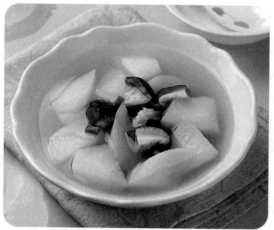

做法

1 洗净去皮的白萝卜切滚刀块，洗净的香菇切小块。
2 锅中注水烧开，放入白萝卜块，倒入香菇拌匀。
3 盖上盖，用大火煮5分钟至食材熟透。
4 揭盖，加盐、鸡粉、胡椒粉调味，拌煮片刻至食材入味。
5 关火后盛出煮好的汤，装入碗中，撒上葱花即可。

材料： 白萝卜150克、香菇120克、葱花少许

调料： 盐2克、鸡粉3克、胡椒粉2克

榛仁豆浆

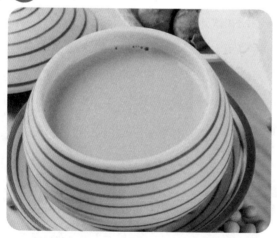

做法

1 取豆浆机，倒入备好的榛子仁、黄豆，注入适量清水至水位线即可。
2 盖上豆浆机机头，选定"湿豆"键，启动机器打浆。
3 待豆浆机运转15分钟，即成豆浆。
4 豆浆机断电后取下机头，将豆浆盛入碗中，加入白糖拌匀即可。

材料： 榛子仁150克、水发黄豆230克

调料： 白糖适量

哮喘

病症分析

哮喘是一种慢性支气管疾病，病者的气管因为发炎而肿胀，呼吸管道变得狭窄，因而导致呼吸困难。发病原因很多，猫狗的皮垢及霉菌等过敏原的侵入、微生物感染、过度疲劳、情绪波动大、气候寒冷导致呼吸道感染、天气突然变化或气压降低都可能导致哮喘病发作。发作前一般出现鼻咽痒、打喷嚏、咳嗽、胸闷等先兆症状。发作时病人突感胸闷窒息、咳嗽，迅即呼吸气促困难，呼气延长，伴有哮鸣。发作可持续数分钟、几小时或更长时间。

饮食原则

哮喘患者应摄入充足的蛋白质和铁，多吃瘦肉、动物肝脏、豆腐、豆浆等，这些食物不仅富含优质蛋白质和铁元素，能增强人体免疫力，而且又无增痰上火之弊；宜多吃新鲜蔬菜和水果，如白菜、小白菜、油菜、白萝卜、胡萝卜、西红柿、菠菜、豆芽等，不仅可补充各种维生素和无机盐，而且还有清痰、去火、止咳的功效。哮喘患者可以喝豆浆，因为豆浆中富含谷氨酸和天门冬氨酸，这两种物质可以防止收缩，对预防哮喘的发作有良好作用。

忌食易诱发过敏的食物，如带鱼、海鳗、虾、蟹等；忌食黄豆、红薯、韭菜、板栗等容易产气的食物，以免加重哮喘患者呼吸困难的症状；忌食辛辣刺激性食物，如辣椒、芥末、花椒等。

麻贝梨

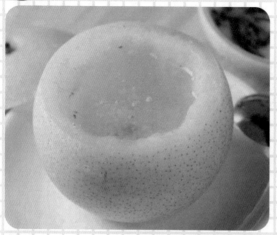

材料：雪梨 120 克、川贝粉少许、麻黄少许

做法

1 洗净的雪梨切去顶部，挖出里面的核，制成雪梨盅待用。
2 在雪梨盅内放入川贝粉、麻黄，注入适量清水，盖上盅盖。
3 蒸锅上火烧开，将雪梨盅放入蒸盘中，盖上盖，用小火蒸 30 分钟。
4 揭盖，关火后取出雪梨盅，打开盅盖，拣出麻黄，趁热饮用即可。

 蒸肉豆腐

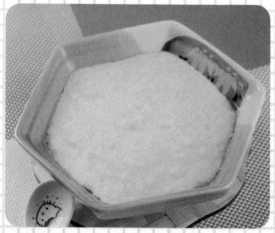

材料：鸡胸肉 120 克、豆腐 100 克、鸡蛋 1 个、葱末少许

调料：盐 2 克、生抽 2 毫升、生粉 2 克、食用油适量

做法

1 用刀将洗净的豆腐压碎，剁成泥状。
2 洗好的鸡胸肉切成条，再切成丁。
3 鸡蛋打入碗中，打散调匀。
4 取榨汁机，选绞肉刀座组合，把鸡肉倒入杯中，拧紧刀座，选择"绞肉"功能，把鸡肉绞成肉泥。
5 把鸡肉泥倒入碗中，加入蛋液、葱末拌匀。
6 加入盐、生抽、生粉搅拌均匀。
7 将豆腐泥装入碗中，加少许盐拌匀。
8 另取一个碗，抹上食用油，倒入豆腐泥，加入蛋液鸡肉泥拌匀抹平。
9 把碗放入烧开的蒸锅中，盖上盖，用中火蒸 10 分钟至熟。
10 把蒸好的食材取出即可。

猪血青菜汤

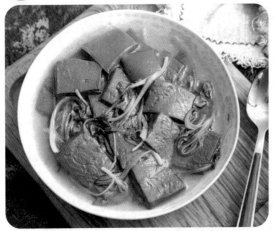

材料：猪血 200 克、小白菜 100 克、姜丝少许

调料：盐适量、鸡粉适量、食用油适量

做法

1 洗净的猪血切成片，小白菜择洗干净。

2 砂锅注水烧热，放入猪血和姜丝，煮开后续煮 5 分钟。

3 倒入小白菜，加入盐、鸡粉拌匀，煮至小白菜断生即可。

枇杷糖水

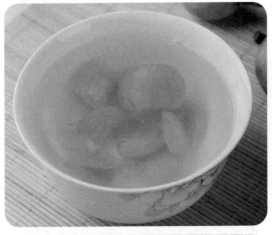

材料：枇杷 160 克

调料：冰糖 30 克

做法

1 洗净的枇杷去除头尾，去皮去核，切成小瓣。

2 砂锅中注入适量清水烧开，倒入切好的枇杷。

3 盖上盖，烧开后用小火煮 10 分钟。

4 揭盖，倒入冰糖拌匀，略煮一会儿至其溶化。

5 关火后盛出煮好的糖水即可。

便秘

病症分析

便秘不是一种疾病，而是临床常见的一种症状，主要是指排便次数减少，每次排便的量减少，粪便干结，排便费力等。通常以排便频率减少为主，一般每2~3天或更长时间排便一次（或每周排便少于3次）即为便秘。可伴腹胀、腹痛、食欲减退、嗳气反胃等症状。

饮食原则

便秘患者应多摄入一些富含膳食纤维的食物，膳食纤维能使粪便膨胀，刺激肠道蠕动，有利于排便，如红薯、糙米、燕麦、芝麻、南瓜、芋头、芹菜、桑葚、杨梅、甘蔗、松子仁、柏子仁、胡桃、蜂蜜、韭菜、苋菜、慈姑、空心菜、茼蒿、青菜、甜菜、海带、萝卜、牛奶、海参、猪大肠、猪肥肉、梨、无花果、苹果、肉苁蓉等；多吃富含B族维生素的食物，如土豆、香蕉、菠菜等。另外，还需多补充水分。早晨起床后喝一杯淡盐水或牛奶、酸奶、蜂蜜水等有润肠通便功效的饮品，可有效改善便秘症状。

忌辛辣刺激、生冷燥热的食物，如辣椒、胡椒、芥末、羊肉、狗肉等；忌具有性涩收敛作用的食物，如芡实、莲子、豆蔻、肉桂等；忌爆炒煎炸、伤阴助火的食物，如炒蚕豆、炒花生、炒黄豆等。

苹果梨香蕉粥

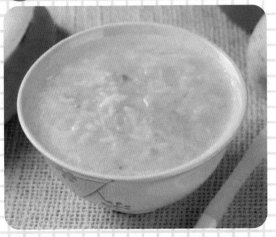

材料：水发大米80克、香蕉90克、苹果75克、梨60克

✂️做法

1 洗好的苹果切开，去核去皮，切成片，改切成条，再切成小丁。
2 洗净的梨去皮，切成薄片，再切粗丝，改切成小丁。
3 洗好的香蕉剥去皮，把果肉切成条，改切成小丁。
4 锅中注入适量清水烧开，倒入洗净的大米拌匀，盖上盖，烧开后用小火煮35分钟至大米熟软。
5 揭盖，倒入切好的梨、苹果，再放入香蕉，用大火略煮片刻。
6 关火后盛出煮好的水果粥，装入碗中即可。

芝麻菠菜

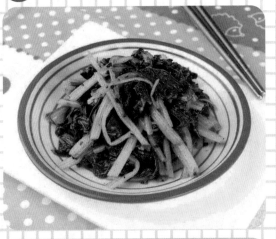

材料：菠菜100克、熟黑芝麻适量

调料：盐适量、芝麻油适量

✂️做法

1 洗好的菠菜切成段。
2 锅中注入适量清水烧开，倒入菠菜段，焯至断生。
3 将焯好的菠菜段捞出，沥干水分待用。
4 菠菜段装入碗中，撒上熟黑芝麻、盐，淋入芝麻油，搅拌片刻使食材入味。
5 将拌好的菠菜装入盘中即可。

松子银耳稀饭

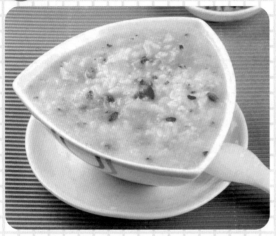

🌿材料： 松子 30 克、水发银耳 60 克、米饭 180 克

🥄调料： 盐少许

🍴做法

1 烧热炒锅，倒入松子，用小火翻炒香，盛出备用。
2 取榨汁机，选干磨刀座组合，将炒好的松子倒入杯中，拧紧杯子与刀座，选择"干磨"功能，磨成粉末，装入小碟中待用。
3 泡发洗净的银耳去除根部，切成小块。
4 汤锅中注入适量清水，倒入银耳，盖上盖，用大火煮沸。
5 揭盖，倒入米饭拌匀，再盖上盖，煮开后转小火煮 20 分钟至软烂。
6 揭盖，倒入松子粉拌匀，加入盐拌匀调味。
7 起锅，把煮好的稀饭盛入碗中即可。

 # 土豆烩茄子

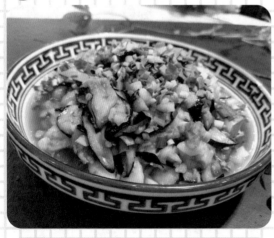

🌿材料： 土豆 200 克、茄子 100 克、蒜末适量、葱花适量

🥄调料： 盐 3 克、鸡粉 3 克、生抽 5 毫升、食用油适量

🍴做法

1 土豆去皮，切块；茄子切块。
2 热锅注油，倒入蒜末爆香。
3 倒入土豆，加入适量清水，加盖煮 10 分钟。
4 倒入茄子，加盖续煮 5 分钟。
5 揭盖，加入盐、鸡粉、生抽炒匀调味。
6 撒上葱花，将炒好的食材盛入碗中即可。

消化性溃疡

病症分析

消化性溃疡主要指发生于胃和十二指肠的慢性溃疡，是一种多发病、常见病，局部表现是位于胃及十二指肠壁的局限性圆形或椭圆形的缺损。溃疡的形成有各种因素，其中酸性胃液对黏膜的消化作用是溃疡形成的基本因素。患者有周期性上腹部疼痛、泛酸、嗳气等症状。本病易反复发作，呈慢性病程。疼痛的性质常为隐痛、灼痛、胀痛、饥饿痛或剧痛，具有慢性、周期性、节律性等特点。

饮食原则

消化性溃疡患者应养成良好的进餐习惯，定时定量进餐。患者不宜吃得过饱，以免引起胃内食物瘀积，促进胃酸分泌而加重病情。要根据患者的口味进行合理的膳食搭配，不能一味偏食自己喜欢的食物。平时注意主副食搭配，不仅可以增进食欲，还有利于溃疡的修复。宜食细软易消化的食物，多吃富含优质蛋白质的食物，多吃新鲜蔬菜和水果。烹调时应少用烟熏和油爆的方式，特别是鱼类和肉类。消化性溃疡患者的饮食应新鲜，食物存放不当或过久可能会产生致癌物质。

忌食难以消化的食物，如糯米、韭菜，会增加胃的消化负担；禁食强烈酸味的食物，如柠檬、橘子、山楂、李子、醋等，会刺激胃黏膜；禁食辛辣刺激和生冷食物，如辣椒、大蒜、胡椒、白酒、浓茶等。

拌蔬菜丝

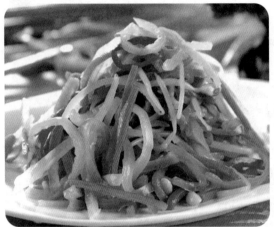

材料： 青椒 100 克、红椒 100 克、胡萝卜 100 克、黄豆芽 100 克

调料： 盐适量、鸡粉适量、食用油适量

做法
1 洗净的胡萝卜去皮，切成丝；洗净的红椒、青椒切丝。
2 胡萝卜丝、黄豆芽分别放入沸水锅中焯至断生，捞出沥水待用。
3 锅中注油烧热，倒入青椒丝、红椒丝翻炒片刻。
4 再倒入胡萝卜丝、黄豆芽翻炒匀。
5 加入盐、鸡粉炒匀调味即可。

 青菜蒸豆腐

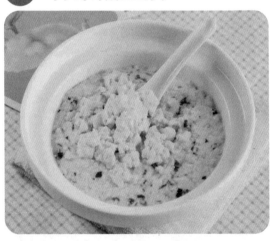

材料： 豆腐 100 克、油菜 60 克、熟鸡蛋 1 个

调料： 盐 2 克、水淀粉 4 毫升

做法
1 锅中注入适量清水烧开，放入洗净的油菜，焯半分钟，待其断生后捞出，沥干水分，放在盘中凉凉。
2 将放凉后的油菜切碎，剁成末。
3 洗净的豆腐压碎，剁成泥。
4 熟鸡蛋取出蛋黄，切成碎末。
5 取一个干净的碗，倒入豆腐泥，再放入切好的油菜搅拌匀。
6 加入盐，拌至盐溶化，淋入水淀粉，拌匀上浆。
7 将拌好的食材装入另一个大碗中，抹平，再均匀地撒上蛋黄末，即成蛋黄豆腐泥。
8 蒸锅上火烧沸，放入装有蛋黄豆腐泥的大碗，盖上盖，用中火蒸 8 分钟至全部食材熟透。
9 关火后揭盖，取出蒸好的食材即可。

三文鱼豆腐汤

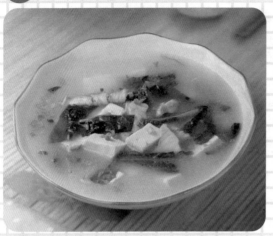

🥬 **材料：** 三文鱼 100 克、豆腐 240 克、莴笋叶 100 克、姜片少许、葱花少许

🥄 **调料：** 盐 3 克、鸡粉 3 克、水淀粉 3 毫升、食用油适量

🍴 **做法**

1 洗净的莴笋叶切段；洗好的豆腐切成条，再切成小方块。

2 处理好的三文鱼切成片，装入碗中，加入适量盐、鸡粉、水淀粉拌匀。

3 倒入适量食用油，腌渍 10 分钟至其入味。

4 锅中注入适量清水烧开，倒入食用油，加入少许盐、鸡粉，倒入豆腐块搅匀，盖上盖，煮至沸。

5 揭盖，放入姜片，倒入莴笋叶，放入腌好的三文鱼搅拌匀，继续搅拌一会儿使食材入味。

6 关火后将煮好的汤盛出，装入碗中，撒上葱花即可。

 胡萝卜糊

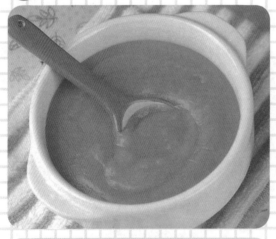

🍴 **做法**

1 备好榨汁机，倒入胡萝卜碎，注入适量清水，盖好盖，榨取胡萝卜汁。

2 断电后倒出汁水，装在碗中待用。

3 另取一碗，倒入粳米粉，再倒入榨好的汁水，边倒边搅拌，调成米糊待用。

4 奶锅置于旺火上，倒入米糊拌匀，用中小火煮 2 分钟使食材呈浓稠的黏糊状。

5 关火后将米糊盛入小碗中，稍微冷却后即可食用。

🥬 **材料：** 胡萝卜碎 100 克、粳米粉 80 克

脱发

病症分析

脱发是指头发脱落的现象。正常脱落的头发都是处于退行期及休止期的毛发，由于进入退行期与新进入生长期的毛发不断处于动态平衡，故能维持正常数量的头发。病理性脱发是指头发异常或过度脱落，其原因错综复杂，大多与衰老、遗传和激素水平有关，男性主要有雌性激素源性脱发和斑秃，女性有妊娠期脱发和更年期脱发。此外，还有因药物、治疗和外伤引起的脱发。

饮食原则

经常脱发的人宜多吃含有丰富铁质的食物，如瘦肉、猪肝、蛤蜊、海带、木耳、鱼肉、鸡肉、牛肉、菠菜、芹菜、紫菜、红枣、山药、豆类、香蕉等；多吃富含优质蛋白质的食物，如蛋类、奶及奶制品、大豆、玉米、核桃、杏仁、松子等；适当补充维生素E，因为维生素E可抵抗毛发衰老，促进细胞分裂，使毛发生长，富含维生素E的食物有鲜莴笋、包菜、黑芝麻等。另外，头发的光泽与甲状腺的作用有关，补碘能增强甲状腺的分泌功能，有利于头发健康，因此可多吃海带、紫菜、牡蛎等富含碘的食物。

忌酒类、茶叶、咖啡、辣椒等辛辣刺激食物，忌煎炸类食物、冷饮等。

火龙果银耳糖水

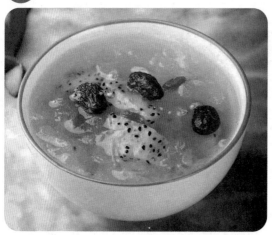

材料： 火龙果 150 克、水发银耳 100 克、冰糖 30 克、红枣 20 克、枸杞 10 克、食粉少许

做法

1 洗净的银耳切去根部，再切成小块。

2 洗净的火龙果切块，去除果皮，再把果肉切条形，改切成丁备用。

3 锅中注入适量清水烧开，撒上食粉，倒入切好的银耳搅拌匀，用大火焯 1 分钟。

4 捞出焯好的银耳，沥干水分，装入盘中待用。

5 砂锅中注入适量清水烧开，倒入洗净的红枣、枸杞，放入焯好的银耳。

6 盖上盖，烧开后用小火煮 20 分钟至食材熟软。

7 揭盖，倒入切好的火龙果肉，撒上冰糖搅拌匀，转中火续煮片刻至冰糖完全溶化。

8 关火后盛出煮好的食材即可。

木耳虾皮蛋

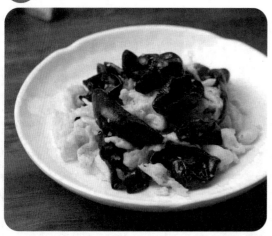

材料： 水发木耳适量、鸡蛋 2 个、虾皮适量、蒜末 5 克

调料： 盐 4 克、食用油适量

做法

1 将鸡蛋打到碗里，倒入洗干净的虾皮，搅拌打散。

2 炒锅注入食用油烧热，倒入虾皮蛋液，炒熟后装盘备用。

3 锅底留油，放入蒜末炒香，再放入水发木耳，翻炒至木耳发出噼啪声时，加入炒好的蛋翻炒片刻。

4 加盐炒匀调味，出锅装盘即可。

枣泥肝羹

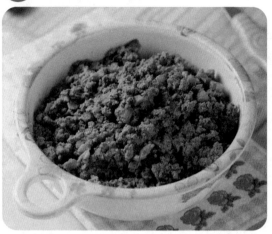

做法

1 锅中注水烧开，放入西红柿烫一会儿。

2 捞出西红柿，放凉后剥去表皮，切小瓣，改切成小块。

3 红枣切开去核，切条形，剁碎；处理干净的猪肝切条形，改切成小块。

4 取榨汁机，选择绞肉刀座组合，倒入切好的猪肝，盖上盖，选择"绞肉"功能，搅成泥。

5 断电后取出猪肝泥，装入蒸碗中，倒入西红柿、红枣，加入盐、食用油搅拌均匀，腌渍10分钟至其入味。

6 蒸锅上火烧开，放入蒸碗，盖上盖，用中火蒸15分钟至熟。

7 揭盖，取出蒸碗，待稍微放凉后盛入碗中即可。

材料：西红柿55克、红枣25克、猪肝120克

调料：盐2克、食用油适量

 # 黑豆玉米窝头

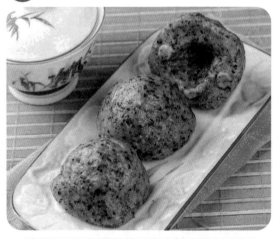

做法

1 碗中倒入玉米粉、面粉，加入黑豆末搅拌匀。

2 倒入酵母混合均匀，放入盐搅拌匀，倒入少许温水搅匀，揉成面团。

3 在面团上盖上干净毛巾，静置10分钟醒面。

4 取走毛巾，把面团搓至纯滑，再搓成长条，切成大小相等的小剂子。

5 取蒸盘，刷上食用油待用。

6 把剂子捏成锥子状，用手掏出一个窝孔，制成窝头生坯。

7 把窝头生坯放入蒸盘中，放入水温为30℃的蒸锅中，盖上盖，发酵15分钟。

8 开火，用大火蒸15分钟至窝头熟透，取出装盘即可。

材料：黑豆末200克、面粉400克、玉米粉200克、酵母6克

调料：盐2克、食用油少许

失眠

病症分析

失眠通常指患者的睡眠时间或质量达不到满足，并影响日常社会活动的一种主观体验，即睡眠失常。表现为入睡困难，断断续续不连贯，且过早地醒来，醒后不能再继续睡，有睡眠不足、全身乏力、倦怠的感觉。多受健康情况、疼痛、感觉不适、生理节奏被打乱、睡眠环境等影响。

饮食原则

易失眠者适当多食清淡而富有营养，特别是富含各种人体必需氨基酸的优质蛋白质，富含维生素C、维生素E、B族维生素的荤素食品；适当多食用富含钙的食物，如豆制品、牛奶、虾仁、海产品；适当进食富含色氨酸的食物，如鱼、肉、蛋及牛奶等，因为色氨酸有助睡眠；适当食用红枣、百合、莲子、柏子仁、酸枣仁、桂圆等养心安神的中药材，在粥或汤中酌量添加，辅助治疗失眠。

忌过多食用不易消化的食物，如油炸食品、黏米、黏面等，因为这些食物在胃中的存留时间过长，影响睡眠；忌过多食用辛辣刺激性食物，这些食物容易兴奋神经，加重神经衰弱、失眠症状。

鸡蛋大米粥

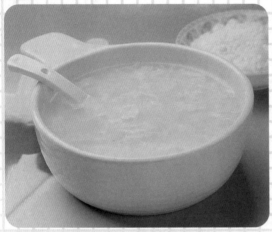

做法

1 取一碗，打入鸡蛋，用筷子搅散。
2 取电饭锅，倒入大米，注入适量清水。
3 盖上盖，按下"功能"键，选择"米粥"功能，时间为30分钟。
4 断电后倒入蛋液拌匀。
5 盛出煮好的粥，装入碗中即可。

材料： 大米 100 克、鸡蛋 1 个

 # 西芹桃仁炒虾球

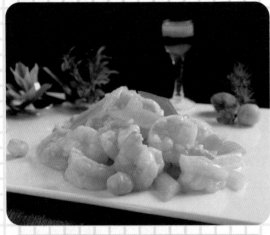

做法

1 洗净的西芹择去叶，切成斜刀段；洗净的红椒对半切开，去籽，切菱形片。
2 洗净的虾仁去掉虾线。
3 热锅注油，倒入蒜末爆香。
4 倒入虾仁，快速翻炒至转色。
5 倒入西芹、桃仁、红椒，翻炒至食材断生。
6 加入盐、鸡粉、生抽炒匀调味。
7 淋入水淀粉勾芡。
8 关火，将炒好的菜肴盛入盘中即可。

材料： 西芹 90 克、桃仁 90 克、虾仁 200 克、红椒 50 克、蒜末少许

调料： 盐 3 克、鸡粉 3 克、生抽 5 毫升、水淀粉适量、食用油适量

天花粉银耳百合粥

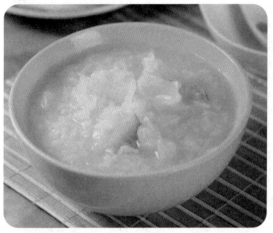

材料： 天花粉 10 克、百合 20 克、水发银耳 30 克、水发大米 100 克

调料： 冰糖 15 克

做法

1 洗好的银耳切成小块备用。
2 砂锅中注入适量清水烧开，倒入洗净的大米搅拌匀。
3 放入备好的天花粉、银耳搅拌均匀。
4 盖上盖，用小火煮 30 分钟至食材熟软。
5 揭盖，倒入洗净的百合，续煮 10 分钟至食材熟透。
6 加入冰糖搅拌匀，略煮一会儿至冰糖溶化。
7 关火后盛出煮好的粥，装入碗中即可。

 # 油菜猕猴桃柚汁

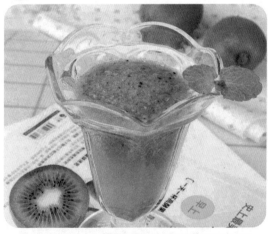

材料： 油菜 50 克、去皮猕猴桃 80 克、葡萄柚 50 克

做法

1 洗净去皮的猕猴桃切块；洗净的油菜切块；葡萄柚去皮，取果肉，切块待用。
2 将切好的葡萄柚和油菜倒入榨汁机中，放入切好的猕猴桃，注入 100 毫升凉开水。
3 盖上盖，启动榨汁机，榨 30 秒成蔬果汁。
4 断电后将榨好的蔬果汁倒入杯中即可。

骨质疏松

病症分析

骨质疏松症是骨组织显微结构受损，骨矿成分和骨基质等比例不断减少，骨质变薄，骨小梁数量减少，骨脆性增加和骨折危险度升高的一种全身骨代谢障碍的疾病。好发于老年人，女性多于男性。

饮食原则

通过饮食补钙是预防骨质疏松症的重要措施。骨质疏松症患者宜多食富含钙质的食物，如猪骨、紫菜、海带、发菜、木耳、黑芝麻、牛奶、虾、螃蟹、虾皮、豆制品等。多补充维生素C。如果人体缺乏维生素C，会影响骨骼的代谢，导致骨质疏松，使骨骼脆弱易折，所以应多吃新鲜蔬菜、水果来补充维生素C。补充维生素D。维生素D可以促进钙的吸收与利用，富含维生素D的食物如鸡蛋、鱼肝油、沙丁鱼、鳜鱼、青鱼、薏米、山楂、三文鱼、核桃等。

慎食油厚肥腻的食物，如肥猪肉、猪肝、鸡肝、羊肝等；慎食过于甜腻或过咸的食物，如糖果、巧克力、榨菜、咸鱼、腊肠等；忌食含咖啡因、茶碱、酒精的食物，如咖啡、可乐、巧克力、浓茶、白酒等。

石斛凉瓜煲金排

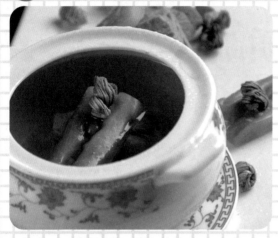

材料：苦瓜 100 克、排骨段 300 克、石斛 40 克

调料：盐 3 克、鸡粉 3 克

做法

1 锅中注入适量清水大火烧开，倒入排骨段，氽去血水，捞出待用。
2 苦瓜对半切开，去瓤，切块。
3 砂锅中注入适量清水，倒入排骨、石斛拌匀，加盖，中火煮 30 分钟。
4 揭盖，倒入苦瓜拌匀，续煮至食材熟软。
5 加入盐、鸡粉拌匀调味。
6 将煮好的汤盛入碗中即可。

 蒜蓉蒸帝王蟹

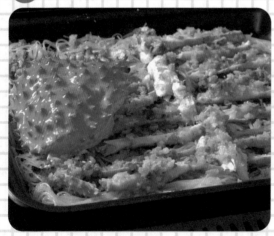

材料：蟹 500 克、蒜末适量、青椒末适量、红椒末适量、水发粉丝 90 克

调料：盐 3 克、鸡粉 3 克、生抽 5 毫升

做法

1 蟹去掉内脏，洗净。
2 备好碗，放入蒜末、青椒末、红椒末拌匀。
3 加入盐、鸡粉、生抽拌匀，制成酱汁待用。
4 取一个干净的盘子，放入水发粉丝，再放上蟹。
5 蒸锅上火烧开，放入装有蟹的盘子，大火蒸 8 分钟。
6 揭盖，将蒸好的食材取出，浇上调好的酱汁即可。

柑橘山楂饮

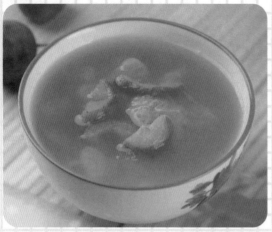

做法

1 柑橘去皮，将果肉分成瓣。
2 洗净的山楂对半切开，去核，果肉切成小块。
3 砂锅中注入适量清水烧开，倒入柑橘、山楂，盖上盖，用小火煮15分钟至其析出有效成分。
4 揭盖，略微搅动片刻。
5 关火，将煮好的柑橘山楂饮盛出，装入碗中即可。

材料：柑橘 100 克、山楂 80 克

 # 木耳芝麻甜汤

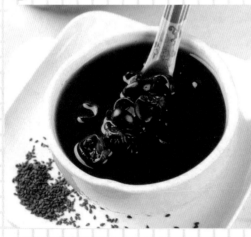

做法

1 洗净的木耳切成块。
2 砂锅中注入适量清水烧开，放入洗净的木耳、黑芝麻拌匀。
3 加盖，大火煮开后转小火煮35分钟至熟透。
4 揭盖，加入白糖搅拌至入味。
5 关火后盛出煮好的甜汤，装入碗中即可。

材料：水发木耳 150 克、黑芝麻 30 克
调料：白糖 6 克

湿疹

病症分析

湿疹是由多种内、外因素引起的浅层真皮及表皮炎。其临床表现具有对称性、渗出性、瘙痒性、多形性和复发性等特点。本病易发于每年10月至次年5月，分为急性、亚急性、慢性三期，急性期具渗出倾向，慢性期则浸润、肥厚。有些病人会直接表现为慢性湿疹。

饮食原则

湿疹患者常因剧烈瘙痒而痛苦不堪，所以当务之急是止住瘙痒，可常食茶叶、薄荷、豆类、芝麻、花生等，有利于缓解瘙痒；宜食用有消炎及使炎症减轻作用的食物，如大蒜、菠菜根、芦根、马齿苋、冬瓜子、油菜、蘑菇等；宜食清热利湿的食物，如猪肉、鸭肉、木耳、苦瓜、黄花菜、绿豆、苋菜、荠菜、芹菜、西瓜、薏米、绿豆、木瓜、冬瓜、莲藕等；宜吃富含维生素和矿物质的食物，如西红柿、胡萝卜、柠檬等。可以吃性凉或性平的水果，如葡萄、桃、苹果等。

湿疹患者忌饮浓茶、咖啡、酒，勿吃辛辣和刺激性食物；忌食可助长湿热的食物，如糯米、羊肉、鸡肉、樱桃、荔枝、大葱等；忌食腥臊发物，如带鱼、鲤鱼、黄鳝、鲳鱼、鲫鱼、虾、蟹等；忌食一些常见的发物，如茄子、芥菜、香菜、香椿等。

芹菜炒腊肉

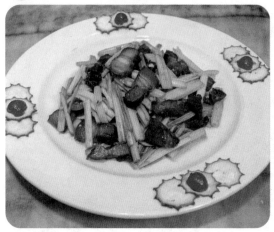

🥬**材料：**熟腊肉 250 克、芹菜 200 克、蒜末少许、姜丝少许、鲜汤适量

🧂**调料：**盐 2 克、鸡粉 2 克、料酒 5 毫升、食用油适量

🍴做法

1 将熟腊肉切成长方片；芹菜去叶，择洗干净，切成段。
2 热锅注油，放入蒜末、姜丝爆香。
3 下入腊肉片快速煸炒，边炒边淋入鲜汤，炒出香味后淋入料酒，翻炒匀。
4 倒入芹菜，快速翻炒至芹菜转绿。
5 加入盐和鸡粉，炒匀调味即可。

 # 茶树菇炖鸭掌

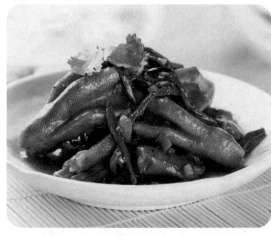

🥬**材料：**鸭掌 200 克、水发茶树菇 90 克、姜片少许、蒜末少许、葱段少许

🧂**调料：**盐 2 克、鸡粉 2 克、料酒适量、豆瓣酱 10 克、南乳 10 克、蚝油 5 毫升、水淀粉适量、食用油适量

🍴做法

1 洗好的茶树菇切去根部。
2 洗净的鸭掌去除爪尖，斩成块。
3 锅中注入适量清水烧开，倒入切好的鸭掌，煮沸后淋入料酒搅匀，氽去血水后捞出，沥干水分备用。
4 锅中倒入食用油，放入姜片、蒜末、葱段爆香，倒入氽过水的鸭掌炒匀。
5 淋入料酒，加入豆瓣酱、盐、鸡粉，倒入南乳炒匀。
6 加入适量清水，放入茶树菇，盖上盖，用小火焖 30 分钟。
7 揭盖，用大火收汁，加入蚝油炒匀。
8 倒入水淀粉，快速翻炒均匀即可。

薏米山药饭

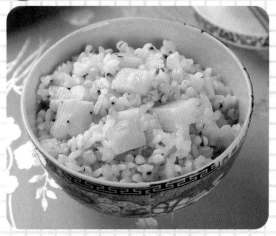

🍴 做法

1 将洗净去皮的山药切厚片，再切成条，改切成丁备用。
2 砂锅中注入适量清水烧开，倒入洗好的大米、薏米，放入切好的山药拌匀。
3 盖上盖，煮开后用小火煮30分钟至食材熟透。
4 关火后揭盖，盛出煮好的粥，装入碗中即可。

🌱材料： 水发大米 160 克、水发薏米 100克、山药 160 克

山楂薏米水

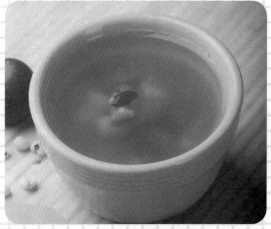

🍴 做法

1 洗好的山楂切开，去核，切成小块备用。
2 砂锅中注入适量清水烧开，倒入洗好的薏米，加入切好的山楂搅拌匀。
3 盖上盖，用小火煮 20 分钟。
4 揭盖，搅拌片刻，将煮好的薏米水滤入碗中，倒入蜂蜜拌匀即可。

🌱材料： 新鲜山楂 50 克、水发薏米 60 克
🍶调料： 蜂蜜 10 克

月经紊乱

病症分析

月经不调也称月经失调，是妇科病最常见的症状之一，泛指各种原因引起的月经改变，包括初潮年龄的提前、延后，周期、经期与经量的变化，可伴月经前、经期时的腹痛及全身症状。大多数月经不调是人为的，如长期精神压抑、精神紧张或遭受重大精神刺激和心理创伤，经期受寒冷刺激、过度节食、嗜烟酒等都有可能引起月经不调。

饮食原则

月经紊乱患者的饮食宜清淡易消化，营养应丰富，利于人体吸收。清淡少盐饮食可以避免因吃盐过多导致的体内盐分、水分储存量过多，防止在月经来潮前夕发生头痛、激动和易怒等症状。多吃富含膳食纤维的食物，如蔬菜、水果、糙米、燕麦等。膳食纤维具有润肠通便的作用，还可促进雌激素的分泌，增加血液中镁的含量，起到调节月经和保持情绪稳定的作用。多摄取足够的优质蛋白质，鱼类、瘦肉、蛋类、奶类和大豆中含有丰富的优质蛋白质。多选择有补血作用的食物，如乌鸡、动物血、菠菜、红枣、黑芝麻等。中医认为"气能生血"，因此也应多吃健脾益气的食物，如山药、板栗、南瓜、红薯、白扁豆、香菇等。

忌生冷、寒性的食物。这些食物不但有碍消化，还易损伤人体阳气，导致经血运行不畅，造成经血过少，甚至出现痛经、闭经等症。刺激性强的辛辣食物会刺激血管扩张，引起经量过多或痛经，所以经期不宜食用。浓茶等富含咖啡因的饮品，会刺激神经和心血管，增加焦虑和不安的情绪，并容易加重痛经，导致经期延长和经血过多，因此经期不宜饮用。

彩椒肉丝

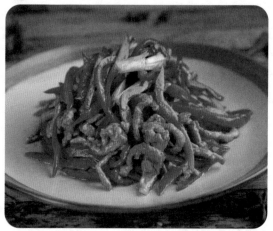

🌿**材料**：红彩椒 100 克、猪肉 200 克、蒜末适量、葱段适量

🥄**调料**：盐 3 克、鸡粉 3 克、生抽 5 毫升、水淀粉适量、食用油适量

🍴**做法**

1 洗净的甜椒对半切开，去籽，切成丝。

2 洗净的猪肉切成丝。

3 热锅注油，倒入蒜末爆香。

4 倒入肉丝炒至转色，再倒入红彩椒丝炒匀。

5 注入适量清水，倒入葱段，加入盐、鸡粉、生抽炒匀调味。

6 淋入水淀粉勾芡后，将食材盛入盘中即可。

 香菇鸡

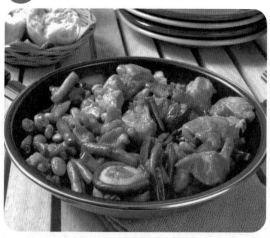

🌿**材料**：鸡胸肉 300 克、水发香菇 100 克、四季豆 100 克、青豆 100 克、蒜末少许、姜末少许

🥄**调料**：盐、鸡粉、生粉、料酒、生抽、水淀粉、食用油各适量

🍴**做法**

1 洗净的四季豆切成段。

2 水发香菇、青豆、四季豆分别放入沸水锅中焯至断生。

3 洗净的鸡胸肉切成丁，放入盐、料酒、生抽、生粉拌匀，腌渍 20 分钟。

4 热锅注油烧至七成热，放入鸡丁，滑油片刻，捞出待用。

5 锅底留油，放入蒜末、姜末爆香。

6 倒入水发香菇、青豆、四季豆和鸡丁翻炒匀。

7 加入盐、鸡粉炒匀调味。

8 淋入水淀粉勾芡即可。

白扁豆瘦肉汤

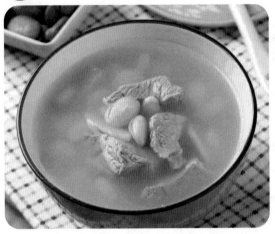

材料： 白扁豆 100 克、瘦肉块 200 克、姜片少许

调料： 盐少许

做法

1 锅中注入适量清水烧开，倒入备好的瘦肉块，汆去血水。
2 将瘦肉捞出，沥干水分待用。
3 砂锅中注入适量清水大火烧热，倒入备好的白扁豆、瘦肉，放入姜片。
4 盖上盖，烧开后转小火煮 1 小时至熟透。
5 揭盖，放入盐搅拌片刻使食材入味。
6 关火，将煮好的汤盛入碗中即可。

 # 小米蒸红薯

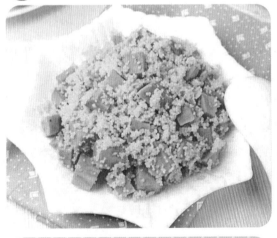

做法

1 红薯去皮，切小块，装入碗中，倒入泡好的小米，搅拌均匀。
2 将拌匀的食材装盘待用。
3 电蒸锅中注水烧开，放入食材，加盖，蒸 30 分钟至熟。
4 揭盖，取出蒸好的小米红薯即可。

材料： 水发小米 80 克、去皮红薯 250 克

风湿性关节炎

病症分析

风湿性关节炎是一种常见的急性或慢性结缔组织炎症，临床以关节和肌肉游走性酸胀、疼痛为特征。常反复发作，易累及心脏，引起风湿性心脏病。此病多发于中老年人，男性多于女性。致病因素复杂，最常见的病因主要是自身免疫性结缔组织病及遗传因素。

饮食原则

风湿性关节炎患者的饮食不可偏嗜，荤素搭配要合理，鸡鸭鱼肉、五谷杂粮、蔬菜瓜果均有助于为身体补充营养元素，不可忽视。主食及豆类宜选择大麦、荞麦、糯米、粳米、小米、薏米、玉米、黑豆、扁豆、小豆、黄豆及其制品。植物有机活性碱能迅速排除体内酸性物质，达到体液的酸碱平衡，从而保养关节，因此宜多吃富含植物有机活性碱的食品，如黄瓜、西红柿、胡萝卜、白菜、菠菜、包菜、洋葱、莲藕、土豆、葡萄、柑橘、香蕉、苹果、柿子、樱桃、西瓜、无花果等。

慎食高热量和高脂肪的食物，如狗肉、螃蟹、虾、复合咖啡等；慎食辛辣温补性食物，如荔枝、桂皮、茴香、花椒、白酒、啤酒、人参等；忌海产品，因海参、海鱼、海菜等海产品中含有一定量的血尿酸，被身体吸收以后，能在关节中形成尿酸结晶，会使风湿性关节炎的症状加重。此外，还应忌肥腻、太甜的食物，如肥肉、奶油、油炸食品、糖果、甜点及巧克力等。

干锅手撕包菜

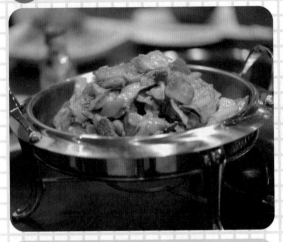

做法

1 洗净的包菜用手撕成小块，洗净的猪肉切成片，洗净的干辣椒切成段。
2 热锅注油，倒入蒜末、干辣椒爆香。
3 倒入猪肉炒至转色。
4 倒入包菜炒匀，加入盐、鸡粉、生抽炒匀调味。
5 关火后将炒好的食材盛入盘中即可。

🌿**材料**：包菜 300 克、猪肉 100 克、干辣椒 30 克、蒜末少许

🥄**调料**：盐 3 克、鸡粉 3 克、生抽 10 毫升、食用油适量

卤鸡肉

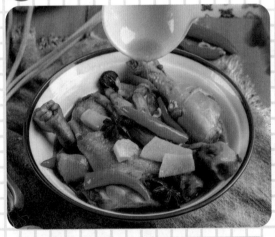

做法

1 鸡翅中、鸡爪洗净，放入沸水锅中汆煮，捞出过一遍凉水。
2 将鸡翅中、鸡爪放入锅里，加水没过食材，放入洗净的姜片、蒜瓣、八角、花椒和小米椒。
3 加入盐、生抽、老抽、蚝油、冰糖搅拌匀。
4 盖上盖，大火煮 10 分钟后转小火煮 20 分钟，最后用大火收汁即可。

🌿**材料**：鸡翅中 200 克、鸡爪 200 克、姜片适量、蒜瓣适量、小米椒 5 根

🥄**调料**：盐、生抽、老抽、蚝油、冰糖各适量、八角少许、花椒少许

芡实炖老鸭

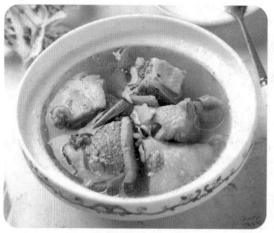

🌿**材料**：鸭肉 500 克、芡实 50 克、姜片少许、葱段少许

🥄**调料**：盐 2 克、鸡粉 2 克、料酒 10 毫升

🍴**做法**

1 锅中注入适量清水用大火烧开，倒入切好的鸭肉，淋入料酒略煮一会儿，汆去血水。

2 将汆好的鸭肉捞出，沥干水分待用。

3 砂锅中注入适量清水用大火烧热，倒入备好的芡实、鸭肉，再加入料酒、姜片。

4 盖上盖，烧开后转小火煮 1 小时至食材熟透。

5 揭盖，放入葱段，加入盐、鸡粉，搅拌片刻至食材入味。

6 关火后将炖煮好的鸭肉盛入碗中即可。

 姜汁豆浆

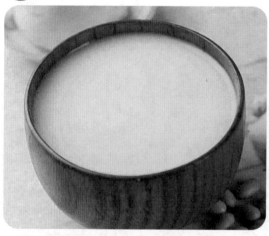

🌿**材料**：生姜片 25 克、水发黄豆 60 克

🥄**调料**：白糖少许

🍴**做法**

1 将已浸泡 8 小时的黄豆倒入碗中，加入适量清水，用手搓洗干净。

2 将洗好的黄豆倒入滤网，沥干水分。

3 把洗好的黄豆倒入豆浆机中，倒入姜片，注入适量清水至水位线即可。

4 盖上豆浆机机头，选择"五谷"程序，再选择"开始"键，开始打浆。

5 待豆浆机运转 15 分钟，即成豆浆。

6 豆浆机断电后取下机头，把煮好的豆浆倒入滤网，过滤后倒入碗中，加入适量白糖搅拌匀，用汤匙捞去浮沫，待稍微放凉后即可饮用。

冠心病

病症分析

冠状动脉粥样硬化性心脏病，简称冠心病，是由于冠状动脉粥样硬化病变致使心肌缺血、缺氧的心脏病。冠心病分为心绞痛和心肌梗死，诱使本病发生的危险因素有年龄和性别、家族史、血脂异常。此外，高血压、尿糖病、吸烟、肥胖、痛风、不运动等也是此病高发的因素。

饮食原则

冠心病患者宜多食具有促进血液运行、有利于预防血栓的食物，如山楂、红枣、洋葱、枸杞、海鱼、木耳、大蒜等；多吃含有抗氧化物质的食物，如脱脂牛奶、豆类及豆制品、芝麻、山药等；多吃膳食纤维含量较高的食物，如杂粮、蔬菜、水果等。多吃含钾高的食物，如龙须菜、豌豆苗、莴笋、芹菜、丝瓜、茄子等，有利于钠的排出，预防高血压；多吃富含钙的食物，如牛奶、虾类、蛋类，钙有利尿降压的作用，有利于预防高血压；多吃富含镁的食物，如香菇、菠菜、豆制品等，能使外周血管扩张，降低血压。

冠心病患者忌吃高胆固醇、高脂肪的食物，如螃蟹、动物内脏、肥肉、猪脑等；忌吃高糖食物，如甜点、糖果、奶油等；忌饮咖啡、浓茶、白酒等。

石锅铁板茄盒

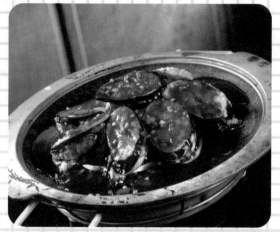

材料：肉末200克、茄子300克、鸡蛋1个、葱花适量、蒜末适量

调料：盐3克、鸡粉3克、生粉适量、料酒适量、水淀粉适量、食用油适量

做法

1 洗净的茄子切双飞片，放入清水中浸泡片刻。
2 捞出茄子，沥干水分，往刀口处塞满肉末。
3 鸡蛋打入碗中，搅散待用。
4 将酿好的茄片裹上蛋液，再用生粉裹匀。
5 热锅注油烧至五成热，放入酿好的茄子，炸2分钟捞出，沥干油待用。
6 锅底留油，放入蒜末爆香，倒入茄盒，加盐、料酒、鸡粉、葱花炒匀。
7 注入适量清水，用水淀粉勾芡。
8 将炒好的食材盛入铁板中即可。

 ## 豆腐酿肉

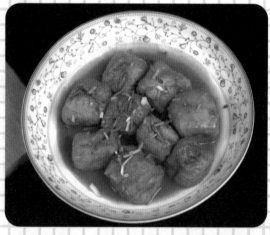

材料：鸡蛋1个、猪肉末50克、豆腐泡适量、玉米淀粉5克、葱花少许

调料：盐、鸡粉、辣椒面、料酒、食用油各适量

做法

1 鸡蛋打散，倒入猪肉末中，加入玉米淀粉，放入盐、料酒，顺同一个方向搅拌至起劲，制成肉馅。
2 把豆腐泡切开，中间挖空，将肉馅塞入豆腐泡中。
3 锅中注入食用油，放入豆腐泡，倒入清水至没过豆腐泡，撒入辣椒面，烧开后继续煮5分钟至汤汁收浓。
4 加入盐、鸡粉拌匀调味。
5 将煮好的食材装入碗中，撒上葱花即可。

胡萝卜豆浆

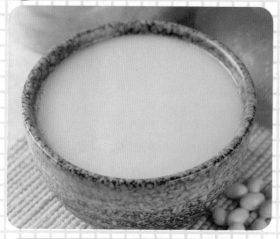

做法

1 洗净的胡萝卜切成滚刀块备用。
2 将已浸泡 8 小时的黄豆倒入碗中，注入适量清水，用手搓洗干净。
3 把洗好的黄豆倒入滤网，沥干水分。
4 将备好的胡萝卜、黄豆倒入豆浆机中，注入适量清水。
5 盖上豆浆机机头，选择"五谷"程序，再选择"开始"键，开始打浆。
6 待豆浆机运转 15 分钟，即成豆浆。
7 豆浆机断电后取下机头，把煮好的豆浆倒入滤网过滤。

材料：胡萝卜 20 克、水发黄豆 50 克

 # 蒜煎牛仔骨

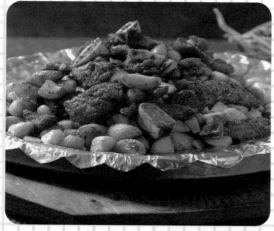

做法

1 洋葱切成丁，蒜瓣切断，牛骨肉切块。
2 锅内注入清水，煮沸后倒入牛骨肉，煮至转色后捞出，沥水待用。
3 热锅注油，倒入蒜瓣爆香。
4 倒入牛骨肉煎至表面焦黄，倒入洋葱炒香。
5 加入盐、鸡粉、生抽炒匀，撒上孜然粉、黑胡椒粉炒匀。
6 注入适量清水，煮沸后将食材盛入碗中即可。

材料：牛骨肉 300 克、蒜瓣 50 克、洋葱 40 克

调料：盐 3 克、鸡粉 3 克、生抽 5 毫升、孜然粉适量、黑胡椒粉适量、食用油适量

脂肪肝

病症分析

脂肪肝是指由于各种原因引起的肝细胞内脂肪堆积过多的病变。多发于肥胖、过量饮酒、缺少运动、慢性肝病及中老年内分泌失调患者。脂肪肝属可逆性疾病，早期诊断并及时治疗常可恢复正常。脂肪肝的临床表现多样，轻度脂肪肝多无临床症状，仅有疲乏感。多数脂肪肝患者较胖。

饮食原则

脂肪肝患者宜摄入足够的膳食纤维，饮食不宜过分精细，主食应粗细杂粮搭配；多食蔬菜、水果和藻类，既可增加维生素和矿物质的供应，又有利于代谢废物的排泄，对调节血脂、血糖水平有良好的作用；适当增加优质蛋白质的摄入，如牛奶、瘦肉、牛肉、各种鱼肉等，有利于肝细胞的修复与再生，并可纠正低蛋白血症，防止肝细胞进一步受损害；适宜多吃富含甲硫氨基酸的食物，如淡菜、油菜、菠菜、芝麻、小米等；适宜多吃富含过硫酸钠的食物，如海米、鱼、干贝等。

脂肪肝患者应减少糖类和甜食的摄入，忌食肥甘厚味，如肥肉、动物肝脏、巧克力等；慎食辛辣、刺激性强的食物，如葱、姜、蒜、辣椒、胡椒、芥末、咖喱等。

芝麻米糊

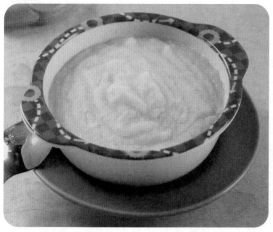

材料：粳米 85 克、白芝麻 50 克

做法

1 烧热炒锅，倒入洗净的粳米，用小火翻炒一会儿至米粒呈微黄色。

2 再倒入备好的白芝麻，炒出香味。

3 关火后盛出炒制好的食材待用。

4 取榨汁机，选用干磨刀座，倒入炒好的食材，盖上盖。

5 通电后选择"干磨"功能，将食材磨成粉状。

6 断电后取出磨好的芝麻米粉待用。

7 汤锅中注入适量清水烧开，放入芝麻米粉搅拌匀，再用小火煮至食材呈糊状。

8 关火后盛出煮好的芝麻米糊，装入小碗中即可。

鱼肉海苔粥

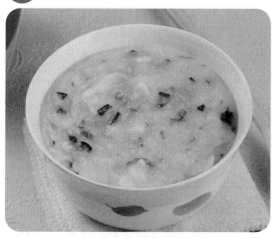

材料：鲈鱼肉 80 克、小白菜 50 克、海苔少许、大米 65 克

调料：盐少许

做法

1 将洗好的小白菜切碎，剁成末。

2 洗净的鲈鱼肉切段，去除鱼皮。

3 海苔切碎备用。

4 取榨汁机，选干磨刀座组合，将大米放入杯中，选择"干磨"功能，将大米磨成米碎，倒入碗中备用。

5 把鱼肉放入烧开的蒸锅中，盖上盖，用中火蒸 8 分钟至鱼肉熟透。

6 揭盖，把蒸熟的鱼肉取出，用勺子压碎。

7 汤锅置于旺火上，注入适量清水，倒入米碎拌匀，用勺子持续搅拌 1 分 30 秒，煮成米糊。

8 加入盐搅拌匀，调成小火，倒入鱼肉搅拌片刻。

9 加入小白菜煮沸。

10 放入海苔，快速搅拌均匀。

11 关火，把粥盛入碗中即可。

豌豆小米豆浆

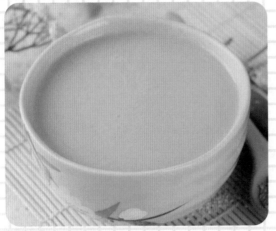

材料： 小米 40 克、豌豆 50 克

做法

1 将豌豆倒入碗中，再放入小米，加入适量清水，用手搓洗干净。
2 将洗好的材料倒入滤网，沥干水分。
3 把洗好的材料倒入豆浆机中，注入适量清水。
4 盖上豆浆机机头，选择"五谷"程序，再选择"开始"键，开始打浆。
5 待豆浆机运转 15 分钟，即成豆浆。
6 豆浆机断电后取下机头，把煮好的豆浆倒入滤网过滤。

手打功夫丸子汤

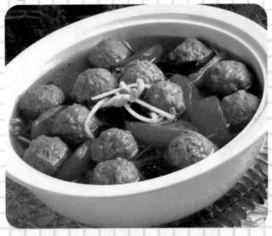

材料： 牛肉丸子 200 克、豆芽 80 克、西红柿 100 克、水发木耳 50 克

调料： 盐 3 克、鸡粉 3 克、生抽 5 毫升、食用油适量

做法

1 洗净的西红柿切成块。
2 热锅注油，倒入西红柿炒匀。
3 注入适量清水，倒入牛肉丸，加盖，大火煮 10 分钟。
4 揭盖，倒入洗净的豆芽、木耳拌匀，煮 3 分钟。
5 加入盐、鸡粉、生抽拌匀调味。
6 关火后将煮好的汤盛入碗中即可。

尿路结石

病症说明

尿路结石是泌尿系统各部位结石病的总称，是泌尿系统的常见病。根据结石所在部位的不同，分为肾结石、输尿管结石、膀胱结石、尿道结石。本病的形成与环境因素、全身性病变及泌尿系统疾病有密切关系。临床表现可见腰腹绞痛、血尿或伴有尿频、尿急、尿痛等泌尿系统梗阻和感染的症状。

饮食原则

尿路结石患者应限制蛋白质摄入量，多食用新鲜蔬菜和水果，五谷类应以细粮为主，鸡蛋和牛奶可适当摄入。宜吃富含维生素A的食物，可维持尿道内膜健康，也有助于避免结石复发，这类食物包括胡萝卜、西蓝花、洋香瓜、番瓜等。镁及维生素B_6可减少尿路结石的复发率，富含镁的食物有牡蛎、糙米、小米、玉米、豌豆、蚕豆等，富含维生素B_6的食物有豆类、柠檬等。

尿路结石患者不宜吃过多富含草酸盐的食物，包括甜菜、芹菜、巧克力、葡萄、青椒、香菜、菠菜、草莓，少饮茶；减少蛋白质的摄取量，包括肉类、干酪、鱼；减少盐分的摄入，少吃各种高盐分的食物；少吃容易引起尿酸盐、胱氨酸、黄嘌呤增多的食物，如动物内脏、海产品、豆角、花生等。

蒜香蚕豆

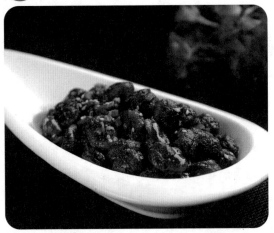

材料：蚕豆200克、蒜末适量、葱花少许

调料：盐3克、鸡粉3克、生抽5毫升、水淀粉适量、食用油适量

做法

1 锅内注水，煮沸后倒入蚕豆煮2分钟至断生。
2 将蚕豆捞出待用。
3 热锅注油，倒入蒜末爆香。
4 倒入蚕豆炒匀，加入盐、鸡粉、生抽炒匀调味。
5 注入适量清水，用水淀粉勾芡。
6 将炒好的食材盛入盘中，撒上葱花即可。

小米南瓜粥

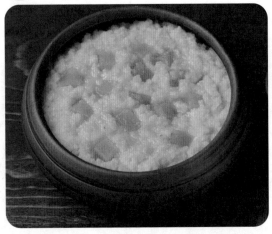

材料：小米200克、南瓜200克

做法

1 洗净的南瓜去皮，切成小方块。
2 砂锅中注水烧热，放入小米和南瓜块搅拌匀。
3 盖上盖，大火烧开后转小火续煮30分钟至食材熟软即可。

豌豆糊

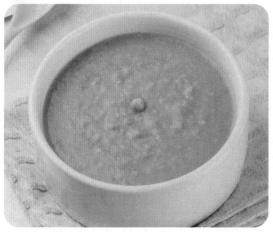

🥄**材料：**豌豆 120 克、鸡汤 200 毫升

🍶**调料：**盐少许

做法

1 汤锅中注入适量清水，倒入洗好的豌豆，盖上盖，烧开后用小火煮15 分钟至熟。
2 捞出煮熟的豌豆，沥干水分，装入碗中备用。
3 取榨汁机，选搅拌刀座组合，倒入豌豆，倒入 100 毫升鸡汤，盖上盖，选择"搅拌"功能，榨取豌豆鸡汤汁。
4 将榨好的豌豆鸡汤汁倒入碗中待用。
5 把剩余的鸡汤倒入汤锅中，加入豌豆鸡汤汁搅散，用小火煮沸。
6 加入盐，快速搅匀调味。
7 关火，将煮好的豌豆糊盛入碗中即可。

 鸡蛋玉米羹

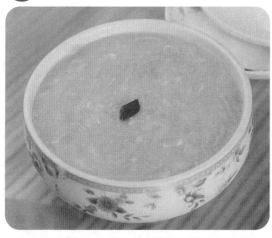

🥄**材料：**玉米粉 100 克、黄油 30 克、鸡蛋液 50 克

🍶**调料：**水淀粉适量

做法

1 砂锅中注入适量清水烧开，倒入黄油拌匀，煮至溶化。
2 放入玉米粉拌匀，盖上盖，烧开后用小火煮 15 分钟至食材熟软。
3 揭盖，加入水淀粉勾芡。
4 倒入备好的蛋液拌匀，煮至蛋花成形。
5 关火后盛出煮好的玉米羹即可。

慢性肾炎

病症分析

慢性肾小球肾炎是指以蛋白尿、血尿、高血压、水肿为基本临床表现，病情迁延，病变缓慢进展，最终将发展为慢性肾衰竭的一种肾小球病。临床所见的肾小球疾病大部分属于原发性，小部分为继发性（如糖尿病、过敏性紫癜、系统性红斑狼疮等引起的肾损害）。我们常说的肾炎属原发性，病因尚未完全明确。

饮食原则

慢性肾炎患者日常饮食要记住"三少一多"原则，即低蛋白、低盐、低脂肪、多蔬菜和水果。宜食有消除肾炎水肿功能的食物，如小豆、薏米、黄花菜、竹笋、冬瓜、玉米须、车前子、黄瓜等；宜吃低蛋白、补充热能的食物，如米饭、植物油、淡水鱼；宜吃维生素含量高的食物，如苹果、草莓、葡萄、橙子等。

慢性肾炎患者应限制盐的摄入，慎食钠、钾含量高的食物，如皮蛋、香蕉、百合、榨菜、红薯等；慎食辛辣、油腻、难以消化的食物，如动物内脏、肥肉、咖喱、芥末、辣椒等；慎食嘌呤含量高的食物，如猪肝、鸡肝、鲢鱼、虾、干贝、牡蛎、羊肉等。少喝酒、浓茶、咖啡。

苦瓜苹果汁

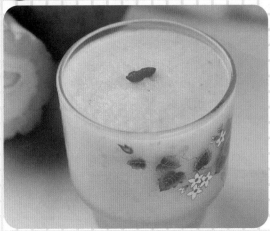

🌿**材料：**苹果 180 克、苦瓜 120 克、食粉少许

🍴**做法**

1 苦瓜对半切开，去瓤，切成段。

2 锅中注入适量清水烧开，撒上少许食粉，再放入洗净的苦瓜，煮至苦瓜断生后捞出，沥干水分，放凉后切条形，再切丁。

3 洗净的苹果切开，去除果核，把果肉切成小块。

4 取榨汁机，选择搅拌刀座组合，倒入切好的食材，注入少许纯净水，盖上盖。

5 通电后选择"榨汁"功能，榨取蔬果汁。

6 断电后倒出苦瓜苹果汁，装入杯中即可。

 # 苹果马铃薯粥

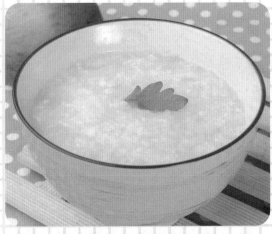

🌿**材料：**水发大米 130 克、土豆 40 克、苹果肉 65 克

🍴**做法**

1 将洗好的苹果肉切片，再切丝，改切成丁。

2 洗净去皮的土豆切片，改切成丝，再切碎待用。

3 砂锅中注入适量清水烧开，倒入洗净的大米搅匀。

4 盖上盖，烧开后转小火煮 40 分钟至米粒熟软。

5 揭盖，倒入土豆碎拌匀，煮至断生。

6 再放入切好的苹果拌匀，煮至散发出香味。

7 关火后将煮好的粥盛入碗中即可。

玉米胡萝卜粥

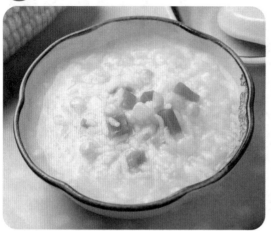

🍴 做法

1 洗净的胡萝卜去皮，切成丁。
2 砂锅中注入适量清水大火烧开，倒入洗净的大米、胡萝卜丁、玉米粒搅拌匀。
3 盖上盖，煮开后转小火煮30分钟至熟软。
4 揭盖，持续搅拌片刻。
5 关火后将煮好的粥盛入碗中即可。

🌿**材料**：玉米粒50克、胡萝卜50克、水发大米250克

 # 姜汁跳水鱼

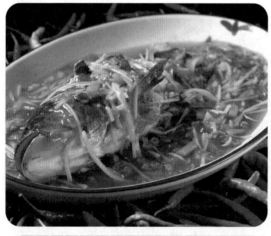

🍴 做法

1 草鱼去除内脏和鳞片，洗净。
2 青椒切圈，红椒切丁，芹菜切小段。
3 蒸锅内注水烧开，放入草鱼，撒上部分姜丝，盖上盖，中火蒸15分钟。
4 另起锅，注入食用油烧热，倒入姜丝爆香，放入青椒、红椒、芹菜，炒至食材断生。
5 注入适量清水，加入盐、鸡粉、生抽、水淀粉拌匀，制成酱汁。
6 揭开蒸锅盖，取出草鱼，淋上酱汁即可。

🌿**材料**：草鱼1条、青椒50克、红椒20克、芹菜30克、姜丝适量

🍶**调料**：盐3克、鸡粉3克、生抽5毫升、水淀粉适量、食用油适量

耳聋耳鸣

病症分析

耳鸣是指人们在没有任何外界刺激条件下所产生的异常声音感觉，常常是耳聋的先兆，因听觉机能紊乱而引起。耳聋是听觉上的一种障碍，不能听到外界的声音，临床症状表现为轻度耳鸣、中度耳鸣、重度耳鸣、极重度耳鸣和耳聋。

饮食原则

耳聋耳鸣患者应选择富含铁元素的食物，如紫菜、虾皮、海蜇皮、黑芝麻、黄花菜、木耳、苋菜、豆制品等；选择有活血作用的食物，如红葡萄酒、黄酒、韭菜等。缺锌是引起耳鸣的重要原因，所以患者在日常饮食中要合理搭配，多食用一些含锌丰富的食物，如鱼肉、牛肉、鸡蛋、海产品、苹果、核桃、西红柿、白菜、白萝卜等。

忌食富含脂肪的食物，如肥肉、鱼子、奶油、动物内脏等；忌食辛辣刺激的食物，如辣椒、芥末等；忌饮咖啡、浓茶等；忌食煎炸类食物及冷饮，如油条、炸薯条、冰淇淋等。

手撕小牛腱

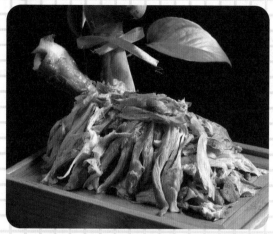

🌿**材料**：牛腱300克，香葱、姜片、干辣椒、各适量

🍱**调料**：盐3克，八角、桂皮、草果各适量、生抽、老抽、料酒各5毫升

🍴**做法**
1 牛腱切成片。
2 锅内注水，放入八角、桂皮、干辣椒、草果拌匀。
3 倒入香葱、姜片，加入盐、生抽、老抽、料酒，倒入牛腱拌匀。
4 盖上盖，中火煮40分钟至入味。
5 揭盖，将牛腱捞出，用手撕成条摆放在盘中即可。

鸡肉蔬菜汤

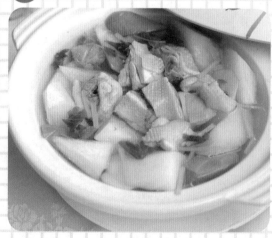

🌿**材料**：净鸡半只、胡萝卜200克、白萝卜200克、姜片3片、香菜段少许

🍱**调料**：盐适量、鸡粉适量

🍴**做法**
1 胡萝卜、白萝卜洗净去皮，切滚刀块。
2 香菜洗净，切成段。
3 净鸡洗净后剁成大块。
4 锅中注入适量清水烧开，放入鸡肉块，汆去血水和脏污，捞出沥水待用。
5 砂锅中注水烧热，放入鸡块、姜片，盖上盖，大火煮开后转小火续煮30分钟。
6 揭盖，放入白萝卜、胡萝卜拌匀，再次盖上盖，继续煮20分钟。
7 揭盖，加入盐、鸡粉拌匀调味。
8 将煮好的汤盛入汤碗中，撒上洗净的香菜段即可。

海带姜汤

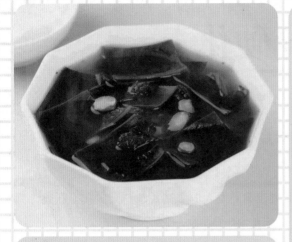

做法

1 洗好的海带切成条，再切成小块。
2 砂锅中注入适量清水烧开，放入备好的海带、姜片。
3 加入洗好的白芷、夏枯草搅拌匀。
4 盖上盖，用小火煮 15 分钟至海带熟透。
5 揭盖，放入盐搅拌片刻至食材入味。
6 关火后盛出煮好的汤，装入碗中即可。

材料：海带 300 克、姜片 20 克、白芷 8 克、夏枯草 8 克

调料：盐 2 克

柠檬苹果莴笋汁

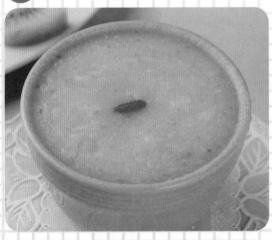

做法

1 洗净的柠檬切成片；洗净去皮的莴笋对半切开，再切条，改切成丁。
2 洗好的苹果对半切开，去核，再切小块备用。
3 取榨汁机，选择搅拌刀座组合，倒入切好的苹果、柠檬、莴笋，加入少许纯净水。
4 盖上盖，选择"榨汁"功能，榨取蔬果汁。
5 揭盖，加入蜂蜜，再盖上盖，继续搅拌片刻。
6 将榨好的蔬果汁倒入杯中即可。

材料：柠檬 70 克、莴笋 80 克、苹果 150 克

调料：蜂蜜适量

肝硬化

病症分析

肝硬化是临床常见的慢性进行性肝病，是由一种或多种病因长期或反复作用形成的弥漫性肝损害。发病高峰年龄在 35～48 岁，长期酗酒、患有病毒性肝炎、有营养障碍者是肝硬化的高发人群。在我国，大多数为肝炎后肝硬化，少部分为酒精性肝硬化和血吸虫性肝硬化。

饮食原则

肝硬化患者应食用高蛋白类的食物，若兼有脾胃虚弱者可多吃白扁豆及豆制品，能健脾胃、除湿热，且富含蛋白质，可调节并增强消化系统的功能。适量摄入酸奶。酸奶中含有一定量的脂类，同时还有大量的优质蛋白和乳糖酶、酵母菌，进入人体肠道后，可抑制和杀灭肠道内的腐败菌，减少肠道内细菌分解蛋白质而产生的氨等有害物质，这对肝硬化患者是非常有益的。宜多选择具有益气健脾、利湿、养阴活血、散结作用，能改善肝功能、消除肝硬化症状的食物，如红枣、小豆、香菇、鲫鱼、泥鳅、蜂蜜及新鲜绿叶蔬菜等。宜多食富含维生素及矿物质的食物，如猪瘦肉、牛肉、羊肉、鱼、绿叶蔬菜、奶制品等。

忌吃辛辣刺激性强的食物，如胡椒、辣椒、洋葱等。忌酒，酒精主要靠肝脏代谢，而肝细胞受损后对酒精的代谢能力极低，喝酒容易使肝功能恶化。少吃油腻、油炸、腌制的食物及含有人工色素、人工添加剂的食物。

花生瘦肉泥鳅汤

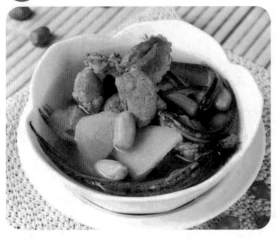

🌿**材料**：花生仁 200 克、瘦肉 300 克、泥鳅 350 克、姜片少许

🥄**调料**：盐 3 克

🍴**做法**

1 处理好的瘦肉切成块待用。
2 锅中注入适量清水大火烧开，倒入瘦肉，汆去血水和杂质，捞出，沥干水分待用。
3 砂锅中注入适量清水大火烧热，倒入瘦肉、花生仁、姜片搅拌片刻。
4 盖上盖，烧开后转小火煮 1 小时。
5 揭盖，倒入处理好的泥鳅，加入盐搅匀调味，续煮 5 分钟使食材入味。
6 将煮好的汤盛入碗中即可。

鲫鱼鲜汤

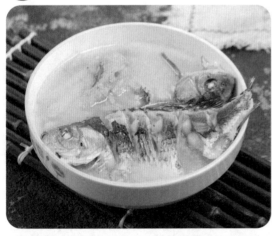

🌿**材料**：鲫鱼 2 条、姜片适量、葱段适量、葱结适量

🥄**调料**：盐、鸡粉、胡椒粉、黄酒、食用油各适量

🍴**做法**

1 宰杀好的鲫鱼清洗干净，两面划上一字花刀。
2 在鱼身内外轻拍盐、胡椒粉，鱼腹内塞入葱结及部分姜片，腌渍10 分钟。
3 煎锅加热注油，放入剩下的姜片煸香。
4 放入鲫鱼，煎至双面微黄焦香。
5 加足量清水，淋入黄酒，用大火煮开后转中火继续煮 15 分钟至汤色稠浓。
6 放入葱段，加入盐、鸡粉拌匀调味即可。

白扁豆粥

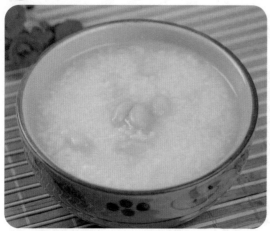

🍴做法

1 砂锅中注水烧开，倒入泡好的粳米，加入泡好的白扁豆拌匀。
2 加盖，用大火煮开后转小火续煮1小时至食材熟软。
3 揭盖，加入冰糖，搅拌至冰糖完全溶化。
4 关火后盛出煮好的粥，装碗即可。

🌿材料：白扁豆 100 克、粳米 100 克

🥄调料：冰糖 20 克

肉糜粥

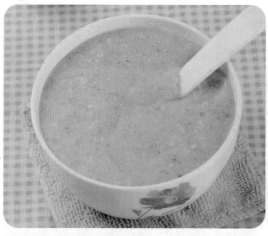

🍴做法

1 将洗净的小白菜切成段，洗净的瘦肉切成片。
2 取榨汁机，选用绞肉刀座组合，放入肉片搅成泥状，盛出，加入适量水调匀。
3 再选择干磨刀座组合，放入大米磨成米碎，盛入碗中，加入适量清水调匀，制成米浆。
4 再次选择搅拌刀座组合，放入小白菜，加入适量清水，盖上盖，选择"搅拌"功能，榨取小白菜汁，盛出备用。
5 锅置火上，倒入小白菜汁煮沸，加入肉泥搅拌匀，倒入调好的米浆，用勺子持续搅拌1分钟煮成米糊，加盐搅拌至入味即可。

🌿材料：瘦肉 600 克、小白菜 45 克、大米 65 克

🥄调料：盐 2 克